AF468991

L'HÉMOLYSE DANS LE PALUDISME

Contribution à l'étude de la Physiologie pathologique de l'Accès palustre et du Paludisme chronique

Travail du Laboratoire d'Hygiène de la Faculté de Médecine d'Alger

Dr Maurice BÉGUET
Ancien préparateur d'Histologie et d'Anatomie pathologique
Préparateur d'Hygiène et de Médecine légale
à la Faculté de Médecine d'Alger

L'Hémolyse dans le Paludisme

Contribution à l'étude de la Physiologie pathologique de l'Accès palustre et du Paludisme chronique

TRAVAIL DU LABORATOIRE D'HYGIÈNE DE LA FACULTÉ DE MÉDECINE D'ALGER

ALGER
ADOLPHE JOURDAN, ÉDITEUR
PLACE DU GOUVERNEMENT
—
1913

A MON MAITRE :

Monsieur le Professeur J. CRESPIN

Témoignage de profonde reconnaissance
et d'affectueux dévouement.

A MES JUGES :

Monsieur SOULIÉ

Professeur de pathologie générale, microbiologie et parasitologie

Monsieur WEBER

Professeur d'anatomie

Monsieur ARGAUD

Professeur d'histologie

A MES MAITRES DE LA FACULTÉ D'ALGER

A MES MAITRES DE L'HOPITAL DE MUSTAPHA

MEIS ET AMICIS.

C'est bien volontiers que, suivant la formule consacrée « Parvenu au terme de mes études, etc... » je vais sacrifier à une habitude peut-être un peu désuète, mais qu'il m'est infiniment agréable de perpétuer aujourd'hui. En effet, pendant les sept années que j'ai passées à l'Hôpital de Mustapha et à la Faculté de Médecine d'Alger, j'ai eu souvent l'occasion de contracter des dettes de reconnaissance que je suis heureux de reconnaître ici.

Je veux d'abord et avant tout exprimer toute ma gratitude à M. le Professeur Crespin, mon maître des premiers jours, et dont la bonté pour moi ne s'est pas démentie un instant pendant toutes mes études, depuis l'époque déjà lointaine où j'étais son externe, jusqu'à cette thèse qu'il a bien voulu m'inspirer, et dont tout le mérite lui revient. Je ne pourrai le lui rendre qu'en affection et en dévouement, mais je ferai tout pour m'en acquitter.

Je veux encore assurer de ma profonde reconnaissance M. le Professeur Weber, qui, dès le début lui aussi, fut un véritable ami plutôt qu'un maître. J'oublierai peut-être, hélas, la technique impeccable et les excellents principes qu'il essaya si souvent de me communiquer, mais je n'oublierai jamais, qu'il en soit bien sûr, les trois bonnes années que j'ai passées avec lui au laboratoire d'Histologie.

Je n'aurai garde d'oublier non plus M. le Professeur Soulié dont les conseils éclairés ne me firent jamais défaut, et qui m'ouvrit toujours si largement son service et ses laboratoires; ainsi que M. le Docteur Saliège, toujours si paternel et si affectueux pour moi, quoiqu'il m'ait d'abord connu sous le jour peu favorable d'une inexactitude notoire.

C'est encore un plaisir pour moi d'adresser tous mes remerciements à M. le Professeur Argaud, pour la complaisance inlassable que je n'ai cessé de trouver en lui, quand je venais le déranger dans ses travaux.

Enfin dans tous les services que j'ai suivis, dans tous les laboratoires où j'ai pu travailler, j'ai rencontré l'accueil le plus favorable et la plus grande bienveillance, et je suis heureux de pouvoir remercier MM. les Professeurs Brault, Rouvier, Cange, Ardin-Delteil, Hérail et Poujol, dont j'ai pu apprécier la valeur de l'enseignement clinique ou technique ainsi que les précieux conseils de pratique journalière.

De même, parmi mes camarades, je crois n'avoir rencontré que des amis; mais trop se sont succédés pendant mes longues et heureuses années d'hôpital, et je n'aurai garde de les citer, de peur d'en oublier un seul. Tous ceux qui m'ont témoigné un peu de sympathie se reconnaîtront facilement en lisant ces lignes, et ils le sentiront d'autant plus vivement qu'ils auront eu plus d'amitié pour moi.

Pourtant, au seuil de ce travail, je dois citer ceux qui m'ont aidé à le terminer et je veux remercier MM. les Docteurs Alaus, Legroux, Collignon et Vincent, ainsi que mon ami M. Albert Charbonnier.

Enfin je réserve une mention spéciale pour le Docteur Charles Ceccaldi, dont l'aide intelligente et de tous les instants me fut souvent précieuse à bien des égards. Aussi, en terminant, je lui souhaite ce qui m'a été le plus agréable dans ma vie d'étudiant, et ce qui me fait, hélas, regretter davantage ce que je vais quitter :

« De savoir goûter les longues heures de travail dans la paix intime du laboratoire, conseillé par un maître bienveillant, aidé par des amis dévoués... »

Alger, avril 1913.

M. Béguet.

L'HÉMOLYSE
DANS LE PALUDISME

Contribution à l'étude de la Physiologie pathologique de l'Accès palustre et du Paludisme chronique

HISTORIQUE

Parmi les connaissances biologiques d'acquisition récente, celle de l'hémolyse est certainement une des plus fécondes en promesses et même en résultats. Toutefois l'idée n'en est pas si nouvelle qu'on pourrait le penser, et on est surpris de voir dans les anciens auteurs, des conceptions parfois très exactes de ces phénomènes, dont ils ne pouvaient pourtant pas étudier les causes.

En 1710, Bianchi propose déjà de partager les ictères en deux classes : les ictères d'origine hépatique et les ictères d'origine sanguine.

Reil, en 1792, entrevoit une bile anormale provenant d'une transformation directe du sang.

Plus tard, Breschet découvre l'origine sanguine du pigment biliaire et suppose que l'ictère est déterminé bien moins par la bile que par le sang.

Enfin, dans la seconde moitié du XIXe siècle, Gubler avec son ictère hémaphéique est un véritable précurseur, quoique la base de sa théorie, l'hémaphéine, n'existe pas en tant que produit défini.

Mais il faut arriver jusqu'en 1907 pour voir M. le Professeur Chauffard ouvrir définitivement le chapitre de l'hémolyse, en attirant l'attention sur la fragilité globulaire dans l'ictère congénital de l'adulte, et en donnant le nom d'ictère hémolytique à ce syndrome.

Depuis cette époque, de nombreux travaux ont paru soit pour fixer les différentes techniques, soit pour appliquer ces nouvelles notions aux divers chapitres de la pathologie. Parmi eux, beaucoup sont très intéressants et deviendront classiques, et il faudrait un travail spécial rien que pour les énumérer. Aussi, nous contenterons-nous de signaler la mise au point magistrale de la question au Congrès de Lyon en 1911, par les rapports de MM. Guillain et Troisier, Nolf, Widal, Abrami et Brulé.

En ce qui concerne plus particulièrement notre sujet, c'est-à-dire l'étude des phénomènes hémolytiques dans le paludisme, c'est Sacquepée qui, le premier, en 1908, attire l'attention sur le syndrome des ictères hémolytiques au cours de la fièvre palustre. En publiant deux cas d'ictère hémolytique avec fragilité globulaire et présence d'hématies granuleuses, il signale l'intérêt considérable que peut présenter l'étude de pareils phénomènes dans une maladie nettement cyclique, où l'hématozoaire attaque directement le globule rouge.

En 1909, M. le Professeur Chauffard met en évidence des ictères de même nature chez des paludéens avérés et montre l'importance, dans la génèse de pareils syndromes, des réactions spléniques et hépatiques.

D'autre part, MM. Lafforgue et Chalier en 1910, montrent qu'il peut exister dans le paludisme des ictères non hémolytiques et en publient un cas sans fragilité globulaire.

Pendant ce temps, en Italie, après les recherches plus générales d'Ascoli et d'Agazzi, de Blasi, dans une série de travaux commencés déjà en 1906, s'attache plus spécialement à démontrer la présence d'hémolysines dans le sang des paludéens, et publie, en 1910, un important mémoire à ce sujet.

Depuis cette époque, à notre connaissance tout au moins, et à part peut-être quelques remarques isolées, aucun travail important n'a été publié sur ce chapitre si captivant de l'hémolyse dans la fièvre palustre et dans le paludisme chronique.

Plan général du Sujet

En étudiant les différents travaux publiés sur les phénomènes hémolytiques dans le paludisme, nous avons été frappés par ce fait que les auteurs ont recherché ces réactions à n'importe quelle période de cette maladie. Les uns se sont attachés uniquement à des ictères manifestes, les autres, sans faire de distinction entre les différentes phases de l'accès, se sont préoccupés seulement de l'état aigu ou de l'état chronique; d'autres même, comme Lafforgue et Chalier, estiment que pour avoir des résultats significatifs, il est indispensable d'effectuer ces recherches en dehors des accès ou dans l'apyrexie définitive..

Nous avons pensé qu'il était intéressant de chercher les rapports qui pouvaient exister entre les modifications sanguines de l'accès palustre et les modifications cliniques si nettes qui en constituent les phases. Et, suivant en cela la méthode de notre maître, M. le professeur Crespin, nous avons systématiquement cherché à déterminer le chimisme hémolytique du sang paludéen dans les trois périodes de frisson, chaleur et sueur.

En effet, on sait déjà que le frisson, qui, d'une façon générale, peut être provoqué par l'irruption de corps étrangers dans le sang, correspond à l'apparition des hématozoaires jeunes dans le torrent circulatoire. Le stade de chaleur est produit très probablement par la défense de l'organisme qui déploie à ce moment tous ses moyens de résistance. Enfin la sudation abondante qui termine généralement l'accès doit correspondre à l'élimination active des toxines et des déchets produits pendant la lutte contre le parasite.

Il était donc logique de penser qu'à ces trois stades si différenciés pouvaient correspondre des stades aussi distincts dans l'équilibre intime du sang.

D'autre part, nous avons cherché à noter, parallèlement et dans la mesure du possible, les propriétés physiques du sang, l'état de ses parties constitutives et la quantité des produits normaux et pathologiques que nous avons pu y déceler. C'est ainsi que chaque fois que nous l'avons pu, nous avons recherché la viscosité, la tension, la numération globulaire, la formule leucocytaire, etc..., ainsi que la présence de l'urobiline et le dosage de la cholestérine dans le sang de nos malades.

Pour que chacun puisse tenir compte dans l'interprétation des résultats du coefficient d'erreur inhérent à chaque méthode, nous avons, dans une première partie, exposé les diverses techniques un peu spéciales que nous avons dû employer. De plus, au cours de nos recherches, nous avons remarqué que l'on pouvait simplifier ces méthodes sans en altérer sensiblement l'exactitude et nous avons pensé être utile à ceux qui voudraient faire de semblables recherches, en groupant dans cette thèse des techniques encore éparses dans de nombreuses publications.

Dans une deuxième partie, nous avons groupé les observations publiées jusqu'à ce jour et nos observations personnelles avec les résultats détaillés des recherches de laboratoire.

Enfin, dans une troisième et dernière partie, nous avons comparé ces diverses observations entre elles et tenté un essai d'interprétation pathogénique des quelques résultats que nous avons pu obtenir.

Mais un pareil sujet doit nécessiter des centaines et des centaines de recherches, et notre seul désir a été d'apporter une modeste contribution à cette étude si complexe, et dont la voie, encore si obscure, s'entr'ouvre à peine aux efforts des observateurs.

PREMIÈRE PARTIE

Les Méthodes employées

Recherche de la résistance globulaire

Dans ce travail, nous n'avons recherché la résistance globulaire qu'au moyen des solutions chlorurées sodiques hypotoniques. Il aurait été certainement très intéressant d'étudier la résistance des hématies paludéennes aux diverses substances hémolysantes (solution concentrée de lécithine, venin de cobra, saponine), mais le temps et les matériaux nécessaires nous ont complètement fait défaut. Nous nous réservons toutefois d'étudier, dans un travail ultérieur, l'action de l'extrait de rate et surtout de rate humaine et paludéenne, obtenu extemporanément par action sur l'organe frais, après une splénectomie.

Pour déterminer la résistance globulaire, la technique habituelle consiste à préparer une solution à 7 o/oo de chlorure de sodium chimiquement pur, puis une série de 24 petits tubes parfaitement secs ayant environ 6 à 7 centimètres de hauteur et 1 centimètre de diamètre. On verse avec une pipette à boule tenue toujours dans la même position II gouttes d'eau distillée dans le premier tube, puis IV gouttes dans le second et ainsi successivement en augmentant de II gouttes à chaque tube. Avec la même pipette lavée et séchée ou avec une pipette jumelle, on verse dans le premier tube LXVIII gouttes de la solution de chlorure de sodium, puis LXVI gouttes dans le second tube et ainsi successivement en diminuant de II gouttes à chaque tube. On obtient ainsi une échelle de solutions salines de concentration variable, le premier tube contenant une solution de chlorure de sodium à 0.68 %, le second une solution à 0.66 et ainsi de suite. On dépose ensuite dans chaque tube une goutte de sang, on agite et dix ou quinze minutes après on centrifuge.

Nous avons préféré, comme le conseillent Guillain et Troisier, préparer d'avance une série de solutions titrées de chlorure de sodium. Cette méthode nous a paru avoir des avantages incontestables sur le procédé de dilution par gouttes. En effet, non seulement il est fastidieux de compter 1.680 gouttes chaque fois que l'on veut mesurer une résistance globulaire, mais encore on a beaucoup de chances de se tromper dans leur répartition ! Et chaque goutte en plus ou en moins représente une erreur relativement considérable. De plus, un grand nombre de facteurs interviennent pour modifier le volume des gouttes : la température, la présence de vapeurs d'éther dans le laboratoire, l'inclinaison de la pipette, etc. Tandis qu'en préparant avec toutes les précautions nécessaires des solutions titrées, on n'aura plus qu'à en verser deux ou trois cc. dans chaque tube correspondant. A ce propos, nous avons observé qu'il était inutile de mettre dans chaque tube des quantités rigoureusement semblables et que de petites différences étaient sans inconvénient. En effet, il s'agit de déterminer surtout le tube où l'hémolyse commence, et celui où l'hémolyse est complète, c'est-à-dire celui où après agitation, le liquide reste clair. Nous avons fait plusieurs fois les expériences de contrôle en mettant de fortes quantités de sang dans peu de liquide ou inversement, et nous avons toujours eu des résultats identiques. Donc, en pratique, il suffit de verser dans chaque tube 2 cc. environ de chaque liquide, jusqu'à la hauteur d'un index fixé par exemple sur le porte-tube. Il en est de même pour la quantité de sang. Il suffit de laisser tomber dans chaque tube une goutte de sang prélevée avec une pipette quelconque. Il faut, au contraire, apporter toute la précision possible au titrage des solutions qui doivent être confectionnées avec du chlorure de sodium chimiquement pur et fondu. Dans nos expériences nous avons confié ce soin à notre ami M. Demilly, docteur en pharmacie, que nous sommes heureux de remercier ici. Il n'est pas nécessaire non plus de centrifuger. Deux heures de repos suffisent pour que les hématies tombent vers le fond du tube et permettent d'apprécier la coloration du liquide surnageant. Il est préférable, quoique non indispensable, d'utiliser une verrerie stérilisée, à cause de l'action hémolysante de certaines bactéries. Mais pratiquement on peut négliger cette action quand on ne doit laisser les tubes que deux heures et en dehors de l'étuve. Nous avons fait pour cela aussi des expériences de comparaison qui sont concluantes.

Ainsi simplifiée, la recherche de la résistance globulaire demande très peu de temps et de matériel et on peut la répéter souvent dans la même journée. De plus, comme on se sert toujours des mêmes solutions, les résultats sont toujours comparables entre eux.

Nous avons noté chaque fois trois degrés facilement appréciables dans l'hémolyse : le début, qui est annoncé par la coloration jaune rosée du liquide situé au-dessus des globules et que nous désignons par le signe abréviatif H^1, l'hémolyse franche, quand le liquide qui surnage est nettement coloré, H^2, enfin l'hémolyse totale où tous les globules rouges sont dissous, quand le liquide reste clair après agitation et qu'après l'avoir laissé reposer il ne reste qu'un petit culot blanchâtre de globules blancs, nous désignons alors par le signe H^3. Nos solutions portant pour plus d'exactitude sur un litre de liquide nous représentons les résultats par 4 gr. 8, 5 gr., 5 gr. 2, etc... de chlorure de sodium pour 1000 d'eau distillée.

Sur dix expériences faites sur des sujets normaux nous avons constaté qu'en moyenne le début de l'hémolyse oscillait entre 4,4 et 4,8.

Procédé des hématies déplasmatisées

(Widal, Abrami et Brulé)

On recueille le sang, par ponction veineuse, dans une solution oxalatée qui s'oppose à la coagulation (oxalate de potasse, 0 gr. 28; chlorure de sodium, 0 gr. 80; eau distillée, 100). On décante après centrifugation. Le culot du tube de centrifugation est composé d'hématies séparées du plasma. Pour rechercher la résistance globulaire on en dépose une goutte dans les divers tubes contenant les solutions chlorurées sodiques de concentration différente.

Dans ces deux méthodes, il est préférable d'employer du sang prélevé par ponction veineuse. Toutefois quand on doit faire un grand nombre d'examens sur un même malade, et à des intervalles rapprochés, on peut se le procurer par piqûre profonde du lobule de l'oreille et du doigt. Quand on prend la précaution de laisser se perdre les premières gouttes et que la piqûre est assez forte pour que le sang coule sans effort on peut négliger l'action des bords de la plaie et opérer comme après ponction. Comme il nous est arrivé de faire vingt-cinq recherches de résistance globulaire sur un même malade, nous avons réservé la ponction veineuse pour les expériences où nous devions étudier en même temps les hémolysines sériques.

Recherche des Agglutinines

Le sang du malade, prélevé par ponction veineuse, est coagulé rapidement après exposition à l'étuve à 37° pendant une demi-heure. X gouttes de sérum sont mises ensuite dans un verre de montre avec I goutte de globules lavés du porteur. Il est plus pratique à notre avis de se servir d'un tube à essai ordinaire dont le fond légèrement aplati a la forme du verre de montre et qui est plus maniable que ce dernier. Après avoir bien mélangé on laisse reposer. Au bout de quelques minutes on agite de nouveau. Si la réaction est positive les hématies qui se sont agglomérées en une véritable pellicule homogène restent au fond du vase et le sérum reste clair. La pellicule peut s'effriter, mais l'émulsion ne se refait pas. On a décelé alors la présence d'une autoagglutinine. Si quelques secousses suffisent pour reformer le mélange, la réaction est négative.

La recherche d'une isoagglutinine se fait de la même manière en mélangeant le sérum du malade et des globules normaux lavés.

D'après les derniers travaux, l'autoagglutinine serait un phénomène connexe du processus hémolytique et pourrait même en être un des premiers degrés. Au contraire, l'isoagglutination aurait beaucoup moins de valeur; nous l'avons nous même, en effet, mise en évidence dans d'assez nombreux cas de pyrexies banales.

Recherche des Lysines

(Guillain et Troisier)

Comme pour les agglutinines, le sang recueilli par ponction veineuse est coagulé rapidement puis on en extrait le sérum. Les globules rouges sont prélevés par piqûre digitale aseptique. Recueillis dans une solution physiologique de chlorure de sodium (l'addition d'oxalate de potasse n'est pas nécessaire) ils sont immédiatement centrifugés et séparés du liquide de lavage par décantation. Le sérum est placé le premier dans de petits tubes à essai aseptiques à la dose de X à XV gouttes. On y ajoute ensuite une goutte de globules rouges normaux sans les diluer dans l'eau salée. Les tubes sont laissés à la température du laboratoire. On les centrifuge au bout d'un quart d'heure et on note les résultats.

Guillain et Troisier n'attachent de valeur qu'à l'hémolyse franche rouge cerise, en une demi-heure au maximum. Toute la verrerie doit être stérilisée et les opérations exécutées suivant la plus rigoureuse asepsie. Dans ces recherches de lysines et d'agglutinines la ponction veineuse est de rigueur. Nous avions pensé qu'on pourrait prélever le sang par ventouses scarifiées : ce procédé là doit être abandonné car nous avons remarqué souvent que l'on obtenait ainsi une hémolyse, réaction qui ne se produisait pas avec le même sang prélevé par ponction veineuse. Il doit en effet se produire une ébauche de biligénie hémolytique locale, pendant la lente hémorragie capillaire, sur la surface relativement étendue des scarifications, phénomène analogue à celui qui se produit dans la résorption des ecchymoses.

D'autres méthodes existent en grand nombre, variant avec chaque auteur, pour déceler la présence d'anticorps hémolytiques dans le sérum. Deux d'entre elles nous ont plus spécialement retenu. Celle de Donath Landsteiner et celle de de Blasi.

Méthode de Donath-Landsteiner

Cette méthode a surtout été employée dans l'hémoglobinurie paroxystique. Elle consiste à mettre le sérum du malade avec ses hématies lavées, à laisser le mélange une demi-heure à 0°, puis deux heures à 37°. Quand l'épreuve est positive une hémolyse intense se produit.

Méthode de De Blasi

Le sang à examiner, recueilli par ponction veineuse aseptique (4 à 6 cc. en moyenne) dans une éprouvette stérilisée est abandonné au repos dans un lieu frais jusqu'à ce que la rétraction du caillot permette de retirer la plus grande quantité possible de sérum absolument dépourvu de globules.

D'autre part, on prélève de la même façon et avec les mêmes précautions une même quantité de sang provenant d'un sujet en aussi parfait état de santé possible et sans aucun antécédent paludéen. Le sang est alors recueilli dans un ballon contenant des billes de verre, puis défibriné et centrifugé. Le culot de globules rouges ainsi obtenu est ensuite lavé quatre ou cinq fois consécutives avec une solution physiologique de chlorure de sodium à 9 o/oo. Dans nos expériences, nous avons cru pouvoir éviter de défibriner en recueillant le sang directement dans la solution anticoagulante utilisée dans la recherche de la résistance des hématies déplasmatisées par le procédé de MM. Widal, Abrami et Brulé. Pour nous placer dans les mêmes conditions d'expérience que de Blasi nous avons, bien entendu, lavé comme il l'indique, le culot de globules rouges avec une solution physiologique. De cette façon, nous éliminions ainsi l'oxalate de potasse et son influence possible dans la suite des expériences.

Le sérum paludéen est distribué au moyen de pipettes graduées dans différentes éprouvettes de diamètre intérieur d'un peu moins de 1 cm. La quantité introduite dans chaque éprouvette est, suivant le volume de sérum dont on dispose, de 0 cc. 2 ou 0 cc. 1. On ajoute ensuite dans chaque tube une certaine quantité de sérum physiologique de façon à avoir des dilutions de 1 p. 5, 1 p. 10, 1 p. 20. Pour chaque dilution on prépare 5 éprouvettes, et pour chaque série de 5 éprouvettes on laisse pendant une demi-heure :

Une à la température ambiante.
Une à 55°.
Une à 60°.
Une à 65°.
Une à 70°.

Après refroidissement, on ajoute à chacune d'elles, ainsi qu'à un tube témoin contenant un volume de solution physiologique égal à celui des tubes en expérience, une goutte prélevée dans le culot formé par les globules normaux lavés. On mélange sans brusquerie pour rendre uniforme la suspension des hématies, et on met tous les tubes à l'étuve à 37° pendant 12 heures. Au bout de ce temps, on agite de nouveau et on centrifuge.

On note alors s'il s'est produit une hémolyse, dans quel tube elle s'est produite, et dans quelles proportions, si elle se présente à la fois dans des tubes de dilutions différentes.

Ces manipulations durant assez longtemps et nécessitant une exposition à l'étuve, il est bien entendu que pour éviter l'hémolyse par action microbienne secondaire, tous les récipients servant aux expériences doivent être stérilisés et tout doit être fait suivant la plus rigoureuse asepsie.

Pour apprécier les degrés d'hémolyse, de Blasi conseille de se servir de tubes étalons formant une échelle chromatique. Dans ce but, à chaque expérience, on prélève par exemple dix gouttes de globules normaux lavés que l'on fait hémolyser dans un volume d'eau distillée égal à dix fois le volume contenu dans chaque éprouvette, c'est-à-dire dix centimètres cubes si, comme c'est le cas ordinaire, on a 1 cc. dans chaque tube. On obtient ainsi une coloration rouge cerise à laquelle il donne la graduation 100. Il est facile ensuite de prélever 1 cc. de ce liquide et de le diluer dans 9 cc. d'eau distillée. La graduation sera alors 10, et ainsi de suite. Il nous semble inutile de pousser si loin le souci de l'exactitude, d'autant plus que cette manière de procéder ne fait qu'augmenter les chances d'erreur dans l'interprétation, puisque les divers sangs soi-disant normaux peuvent présenter des richesses différentes en hémoglobine, que les gouttes prélevées dans le culot de centrifugation peuvent contenir plus ou moins d'hématies, et qu'enfin les tubes employés ne sont que rarement de calibre rigoureusement pareils. D'ailleurs, de Blasi avoue lui-même n'avoir trouvé aucun rapport entre les degrés ainsi mesurés de l'hémolyse et les faits d'observation clinique. Il n'y a guère qu'une circonstance dans laquelle cette méthode d'appréciation pourrait être utile, c'est lorsque le sérum est laqué avant l'expérience, ce qui est rare quand le sang est prélevé par ponction veineuse et que la coagulation a été obtenue rapidement. Dans ce cas on mesurerait le degré de coloration du sérum avant le chauffage et on abaisserait d'autant le degré définitif.

Voici quelles sont les conclusions de de Blasi :

« 1°) En utilisant la méthode de dilution et chauffage « (de Blasi), on peut mettre en évidence des propriétés « isolytiques et quelquefois même autolytiques dans le « sérum de :

« 10 malades de tierce benigne sur 17 cas étudiés.

« 2 malades de quarte sur 4 cas étudiés.

« 11 malades de tierce maligne sur 43 cas étudiés.

« 2°) Dans les 20 cas étudiés de récidive de tierce mali- « gne la recherche a été négative et les seuls cas positifs « de cette forme ont été trouvés parmi les 23 cas d'infec- « tion primitive.

« 3°) En faisant abstraction des cas de récidive de « tierce maligne on peut dire que jusqu'à présent la « réaction a été trouvée positive dans la moitié des cas.

« 4°) Pour les cas de tierce maligne, on a observé que « la réaction a été positive surtout lorsque le sang a été « prélevé pendant ou après un accès. Le fait n'est pas « aussi net pour les cas de tierce bénigne ou de quarte.

« 5°) La quinine n'a pas d'influence manifeste sur « le phénomène.

« 6°) Le pouvoir hémolytique démontré dans le sérum « des paludéens avec la méthode de dilution et de chauf- « fage peut se rapporter à la présence de substances spé- « ciales qui n'ont aucun rapport avec les hémolysines « thermolabiles et sur la nature desquelles on ne peut « rien avancer de certain. »

Comme on le voit, les recherches de de Blasi sont très intéressantes, surtout, si, comme il le dit dans une de ses dernières publications, de telles réactions ne se produisent que chez les paludéens, à part quelques cas d'ankylostomiase. Néanmoins on peut faire à sa méthode des critiques assez sérieuses. Et en particulier on peut craindre que des températures aussi élevées que 65° et 70° ne fassent subir à la molécule albuminoïde de trop graves transformations et ne créent un milieu par trop artificiel. Malgré toutes les précautions employées, le seul fait d'examiner les liquides de l'organisme en dehors de ce même organisme, suffit déjà grandement pour en modifier les conditions d'équilibre et leur donner des propriétés qu'ils n'auraient peut-être jamais eues dans le torrent circulaire et l'intimité des tissus. A plus forte raison doit-on éviter, à notre avis, de les mettre d'emblée dans des conditions physiques ou chimiques trop éloignées de leur ambiance normale, et surtout, quand il s'agit de réactions vitales, de vouloir les étudier à des températures où la vie est impossible.

Aussi, croyons-nous que les réactions hémolytiques mises en évidence par la méthode de de Blasi, ne doivent pas être étudiées sur le même plan que les réactions dues aux hémolysines naturelles proprement dites qu'on peut déceler dans des expériences se rapprochant davantage du milieu physiologique, telles que par les méthodes de MM. Chauffard, Guillain et Troisier.

Dans le présent travail, nous avons donc porté tous nos efforts sur ces dernières et nous n'avons qu'accidentellement utilisé la méthode de de Blasi; car nous pensons qu'elle fait entrer en jeu trop de modifications dans un équilibre encore trop inconnu, et qu'elle ne donnera vraiment ses résultats que, lorsque connaissant mieux cet équilibre lui-même, nous pourrons comprendre les réactions biologiques susceptibles de le modifier.

Hématies granuleuses

Pour la recherche des hématies granuleuses, nous avons utilisé le liquide de Pappenheim, obtenu en mélangeant deux solutions d'égale quantité de vert de méthyle et de pyronine à saturation dans l'eau. Voici, suivant Fiessinger, la technique de cette coloration :

1° Etaler une lame de sang et la sécher par agitation ;

2° Déposer à la surface une goutte de liquide de Pappenheim ;

3° Recouvrir d'une lamelle et examiner à l'immersion.

Les hématies granuleuses se distinguent des hématies normales en ce qu'au lieu d'être limitées simplement par un trait faiblement coloré, elles sont remplies d'une fine poussière serrée de granulations colorées en rose. Les globules blancs ont leur noyau coloré en bleu ou en violacé et leurs granulations neutrophiles apparaissent avec un aspect réfringent. On fait un pourcentage relatif sur plusieurs champs microscopiques, en comptant le nombre des hématies normales et celui des hématies granuleuses. Normalement, on peut trouver jusqu'à 2 et 3 p. 100 d'hématies granuleuses.

Dosage de la Cholestérine dans le sérum

Cholestérimètre de Grigaut. — Solutions et réactifs nécessaires :

1° Solution chloroformique titrée de cholestérine, contenant 0 gr. 06 de cholestérine pour 100 cc.

2° Alcool à 60°, contenant le 1/200e de son volume de lessive de soude à 36° Baumé.

3° Ether sulfurique du commerce.

4° Chloroforme

5° *Anhydride* acétique pur.

6° Acide sulfurique à 66°.

Le cholestérimètre se compose d'un entonnoir à séparation, muni de deux renflements aux graduations 15 cc. et 30 cc., et de deux tubes gradués et bouchés à l'émeri, d'une contenance de 12 cc.

On introduit 2 cc. de sérum dans l'entonnoir à séparation, puis de l'alcool à 60° sodé jusqu'au trait 15. On mélange et on ajoute de l'éther en faisant couler le long des parois jusqu'au trait 30. On mélange à nouveau en retournant deux fois l'appareil. Laisser reposer, soutirer la couche aqueuse inférieure et la remplacer par 20 cc. d'eau distillée que l'on fera toujours couler le long des parois. On sépare à nouveau la couche aqueuse et on recommence une seconde fois l'opération.

Après séparation complète des eaux de lavage, on verse dans une capsule de porcelaine de 60 cc. la solution éthérée à laquelle on joint les quelques centimètres cubes d'éther qui auront servi au lavage, et on évapore à siccité au bain-marie. Le contenu de la capsule laisse un résidu formé de gouttelettes graisseuses qui est dissous dans un volume de 5 cc. de chloroforme. Pour ce faire, on verse d'abord 2 cc. environ de chloroforme dans la capsule encore chaude, et après avoir rincé soigneusement les parois, on les transvase dans une des éprouvettes graduées. On recommence cette opération jusqu'à ce que le chloroforme atteigne le volume de 5 cc. dans l'éprouvette. On procède alors à la réaction de Libermann, en versant dans l'éprouvette 2 cc. d'anhydride acétique,

III gouttes d'acide sulfurique et abandonnant le tout au repos pendant une demi-heure, après avoir mélangé.

On fait en même temps et dans les mêmes conditions, la réaction de Libermann sur 5 cc. de la solution chloroformique, à 0 gr. 06 pour 100, en ayant soin de compter les III gouttes d'acide sulfurique au même compte-gouttes. Ce tube servira d'étalon. Au bout d'une demi-heure, les deux tubes ont pris leur teinte verte maxima. C'est le moment de les comparer au colorimètre pour en déduire le chiffre de cholestérine compris dans un litre de sérum.

Dans un des godets du colorimètre de Duboscq, on place la solution à déterminer, dans l'autre, la solution étalon. On fixe l'un des pignons à une hauteur déterminée; puis en regardant par l'oculaire, on tourne l'autre pignon jusqu'à ce qu'on obtienne égalité de teinte.

Les deux solutions présentant la même teinte sous des épaisseurs différentes, leur teneur en substance colorante est inversement proportionnelle à leur épaisseur respective; dès lors, q étant la quantité de substance dissoute dans la solution type, h l'épaisseur de cette solution dans le tube; h' l'épaisseur de la solution à déterminer dans l'autre tube; la quantité x de substance dissoute dans la solution à déterminer est donnée par les formules :

$$\frac{x}{q} = \frac{h'}{h} \quad \text{d'ou} \quad x = \frac{h\,q}{h'}$$

5 cc. de la solution titrée de cholestérine, traités par 2 cc. d'anhydride acétique et III gouttes d'acide sulfurique, fourniront, au bout d'une demi-heure, une teinte correspondant à 1 gr. 50 de cholestérine par litre, pour une prise initiale de 2 cc. de liquide.

Ce cholestérimètre qu'on trouve dans le commerce, est très commode, mais si on n'en disposait pas, nous croyons qu'on pourrait quand même faire ce dosage, en appliquant la même méthode avec un entonnoir à séparation ordinaire de 50 cc. et deux tubes bouchés à l'émeri de 12 cc. Il suffirait de verser les différents liquides avec des pipettes graduées.

Recherche de l'Urobiline dans le sérum

(Méthode de GRIGAUT)

(*Société de Biologie*, 8 mai 1909)

A 10 ou 20 cc de sérum sanguin, on ajoute un volume égal d'eau distillée et de réactif suivant :

Perchlorure de fer officinal....	V gouttes
Acide acétique au 1/100.......	20 gr.
Eau distillée..................	80

Puis on dissout dans le mélange du sulfate de soude à saturation et on porte à l'ébullition. On filtre. Le filtrat préalablement refroidi est additionné de 4 à 5 cc. de chloroforme thymolé à 15/100. On agite légèrement. Le chloroforme est recueilli par décantation et filtré sur un tampon de coton. C'est dans ce chloroforme qu'il faut rechercher l'urobiline en versant progressivement quelques cc. du réactif suivant :

Acétate de zinc................	3 gr.
Acide acétique..................	1
Alcool à 95°...................	500

Si le sérum contient de l'urobiline, le mélange prend une fluorescence verte qu'on aperçoit en examinant le tube à essai sur un fond noir et dans un mince faisceau lumineux provenant d'une lampe Nernst.

Méthodes diverses

Enfin nous avons utilisé les méthodes suivantes, qui sont couramment employées dans les laboratoires et les cliniques et qu'il est inutile de reproduire ici :

Viscosité. — Viscosimètre de Hess.

Numération globulaire. — Hématimètre de Malassez.

Hémoglobine. — Hématoscope d'Hénocque et hémocolorimètre de Tallqvist.

Urobiline dans l'urine. — Réactif de Florence.

DEUXIÈME PARTIE

Observations

Observation I

(Rapportée par M. Sacquépée dans le *Bulletin de la Société Médicale des hôpitaux*, séance du 23 octobre 1908)

M..., dix-neuf ans, corse. Entré à l'hôpital le 10 juillet 1908.

Vers l'âge de onze ans, il aurait eu quelques accès de fièvre qui ne furent pas traités. Pas d'autres antécédents morbides, en particulier pas d'ictère. Depuis le 5 juillet, M... se plaint d'accidents qui doivent être rapportés au paludisme ; sensations successives de froid et de chaleur, suivies de transpiration ; sensibilité de l'hypocondre gauche. Ces accès durent trois heures et reviennent tous les deux jours (fièvre tierce). Il existe, en outre, une constipation marquée. Il n'a pas été prescrit de quinine avant l'entrée à l'hôpital.

A l'entrée : Malade un peu anémié ; le facies est pâle, les muqueuses décolorées. Rate augmentée de volume (matité verticale de 8 centimètres), foie un peu gros (matité para mammaire 11 centimètres) ; pas d'autre altération grossière. A ce moment il n'existe pas d'ictère. Urines normales.

Le 11 juillet, accès typique à 1 heure après-midi, plus violent que les précédents, durant 12 heures.

Le 12 juillet, apparition d'un ictère intense d'abord conjonctival, puis tégumentaire. Les selles ne sont pas décolorées, les urines renferment de l'urobiline, mais pas de pigments biliaires.

A partir du 13 juillet, on donne le sulfate de quinine (o gr. 80 par jour.

Les accès deviennent d'abord très faibles pour disparaître après six jours.

Le subictère se maintient pendant huit jours, pour disparaître ensuite.

La constipation cède après une dizaine de jours.

Au bout de quatre semaines, M... quitte l'hôpital encore un peu anémié, beaucoup moins qu'au début.

Recherches hématologiques. — A l'entrée (10 juillet, en dehors des accès) : pas d'hématozoaires dans le sang.

Le 11 juillet, au début de l'accès, hématozoaires assez nombreux.

Le 12 juillet (jour d'apparition du subictère), la coagulation est normale ; la quantité de sérum exsudée est un peu excessive (le sérum représente la moitié de la masse sanguine). Le sérum est légèrement jaunâtre, mais ne présente ni pigments biliaires, ni urobiline (analyse de M. le pharmacien major Breteaux).

Globules rouges, 2.800.000 par millimètre cube (hématimètre Hayem).

Pas d'anisocytose marquée ; pas de poïkylocytose. L'examen à l'aide du liquide de Pappenheim décèle 6 % d'hématies granuleuses (type Chauffard), de réaction et d'aspect classiques.

Pas d'hématies granuleuses sur les préparations fixées et colorées comme à l'ordinaire.

Pas d'hématozoaires.

Résistance globulaire. — Procédé Vaquez et Ribierre, en partant d'une solution à 0.70 NaCl pour 100. Pour le sang total :

L'hémolyse apparaît à 0,48 de NaCl.
L'hémolyse est intense à 0,40.
L'hémolyse est totale à 0,36.

Comparativement au sang d'autres sujets normaux, cette épreuve révèle seulement une légère diminution de la résistance globulaire ; l'hémolyse initiale étant à 0.48 au lieu de 0.42 à 0.46. On voit que la différence est peu marquée.

Par contre la diminution de la résistance globulaire apparaît excessivement nette après emploi des hématies déplasmatisées suivant le procédé de MM. Widal, Abrami et Brulé.

Pour les hématies déplasmatisées :

L'hémolyse apparaît à 0,60 NaCl.
L'hémolyse est intense à 0,48
L'hémolyse est totale à 0,44.

Cette dernière épreuve fait apparaître de façon très claire la fragilité des hématies déplasmatisées. Les divers moments de l'hémolyse se trouvent reportés plus haut, apparaissant avec des solutions moins riches en NaCl ; mais ce déplacement est inégal pour chacun des moments, l'hémolyse initiale étant plus déplacée — 6 divisions ou 12 centigrammes de NaCl — que l'hémolyse totale déplacée de 4 divisions.

Au total, la courbe de l'hémolyse est un peu plus longue pour les hématies déplasmatisées que pour le sang total ; elle s'espace sur 7 divisions pour ce dernier et sur 9 divisions pour les premières. Mais l'allongement de la courbe est peu marqué.

Essais sur les sérums. — En mettant en contact le sang de M... avec divers sérums humains (6 échantillons) normaux ou pathologiques, en même temps que 5 autres échantillons de sang prélevés sur des malades ou des sujets sains, il n'a pas pu être constaté que les hématies de M... soient particulièrement fragiles à l'égard des sérums. Il est vrai que deux sérums à la même dose (1/15) ont provoqué une hémolyse marquée du sang de M... en cinq heures à la température ambiante sans hémolyser aucun sang d'autre provenance. Mais inversement deux autres sérums n'ont pas hémolysé le sang de M..., alors qu'ils ont manifestement dissous les globules rouges de deux sujets normaux. Devant ces résultats contradictoires, il me paraît impossible de tirer pour le moment aucune conclusion.

Inversement, le sérum de M..., mis en présence du sang de M... et du sang d'autres malades, n'a pas présenté de propriétés hémolysantes particulièrement développées.

Equilibre des éléments nucléés : Globules blancs, 7,500 par millimètre cube. Au pourcentage :

Polynucléaires	60
Mononucléaires moyens	15
Grands mononucléaires	9
Lymphocytes	15
Eosinophiles	1

Pas d'hématies nucléés, pas de myélocytes.

Le 18 juillet (après cinq jours de traitement par la quinine), les anomalies hématologiques sont moins accusées.

5 % d'hématies granuleuses,

4.000.000 de globules rouges par millimètre cube ;

Seule persiste la diminution de la résistance globulaire avec les mêmes chiffres qu'au début.

Il n'a pas été fait d'examen ultérieur.

Observation II

(idem)

F... vingt-deux ans. Entré le 24 juillet pour accès paludéen et cholémie.

Pas d'autres antécédents qu'une angine à l'âge de cinq ans. A contracté le paludisme au Sénégal en 1905 ; il eut à cette époque pendant six mois, une fièvre quarte, et serait entré à l'hôpital de Dakar pour fièvre bilieuse hématurique. La fièvre a disparu depuis lors jusqu'à cette année.

Le 17 juillet dernier, un accès réapparaît peu intense.

Le 19, accès de même intensité.

Le 22, accès plus violent, plus prolongé (6 heures).

Le 23, l'ictère survient nettement marqué, d'abord aux conjonctives, puis généralisé.

Il n'a pas été prescrit de quinine avant l'entrée à l'hôpital.

A l'entrée, le 24 juillet, ictère généralisé peu intense. Anémie marquée avec décoloration des muqueuses.

Foie gros : 10 centimètres de matité sur la ligne paramammaire.

Rate très hypertrophiée perceptible à la palpation sous les fausses côtes.

Légère constipation. Selles de coloration normale.

Pas d'autres altérations organiques.

L'examen du sang pratiqué le 26, révèle la présence de l'hématozoaire.

Dès ce jour, le malade prend du sulfate de quinine (60 centigrammes par jour) ;

Il survient encore quelques ébauches d'accès le 26 et le 28, puis toute fièvre disparaît.

Les urines n'ont renfermé ni albumine, ni pigments biliaires normaux à aucun moment.

Le 26 juillet, elles renfermaient de l'urobiline.

L'ictère rétrocède progressivement après l'entrée, il a disparu le 31.

Le malade sort le 2, très amélioré.

Recherches hématologiques.

Sang du 26 juillet :

La coagulation est normale. Le sérum un peu jaunâtre, ne renferme ni urobiline, ni pigments biliaires. Globules rouges : 3 millions par millimètre cube.

Pas d'inégalité ni de déformation des hématies.

Hématies granuleuses, 7 %.

Résistance globulaire : pour le sang total :

L'hémolyse apparaît à 0,46 de N a cl.
L'hémolyse est intense à 0,40.
L'hémolyse est totale à 0,32.

Pour les hématies déplasmatisées,

L'hémolyse paraît à 0,58.
L'hémolyse est intense à 0,42.
L'hémolyse est totale à 0,36.

Essais avec les sérums. — Résultats identiques à ceux obtenus avec le sang de M... (obs. I).

Equilibre des éléments nucléés. — Globules blancs, 8.000 par millimètre cube.

Pourcentage :

Polynucléaires	65
Mononucléaires moyens	10
Mononucléaires grands	12,5
Lymphocytes	12
Eosinophiles	0,5

Pas d'hématies nucléées, pas de myélocytes.

Le 28 juillet, les anomalies hématologiques sont un peu moins prononcées : Globules rouges 3.800.000.

Hématies granuleuses, 4 %.

Il n'a pas été fait d'examen ultérieur.

Observation III

(Rapportée par MM. Lafforgue et Chalier. *Progrès Médical*, 28 sept. 1912.)

Ictère palustre sans fragilité globulaire

F... âgé de 18 ans, entre à l'hôpital Desgenettes (à Lyon), le 8 octobre 1909. Corse d'origine, il est incorporé au 2e Dragons depuis trois semaines, à titre d'engagé volontaire. Il a été dirigé sur l'hôpital pour un accès fébrile (T°=40°) qui n'est que l'exacte reproduction de deux autres accès identiques survenus les jours précédents : vers midi, le sujet accuse, une heure durant, une céphalée assez vive avec bouffées de chaleur au visage, sans frissons. Puis la sensation de chaleur s'étend à tout le tégument cutané, pénible, mordicante ; elle fait place au bout de deux heures à une poussée sudorale légère qui marque la fin de l'accès. Celui-ci se termine entre quatre et cinq heures du soir. Dans l'intervalle des poussées thermiques, la température oscille entre 37°7 le matin et 38°4 le soir. L'entrée du malade à l'hôpital marque la fin de sa période d'accès ; il faut attendre dix jours pour assister à une nouvelle recrudescence fébrile.

Les antécédents du sujet, tant personnels qu'héréditaires, sont peu chargés. Pas de maladie du jeune âge, en particulier pas de crises hépatiques, ni gastralgiques. Tout au plus se souvient-il d'avoir présenté de temps en temps quelques accès discrets et fugaces dont quelques-uns auraient nécessité l'emploi de la quinine.

Dans sa famille, même absence d'antécédents morbides bien caractérisés. Le sujet dit cependant avoir un jeune frère qui serait devenu « un peu jaune » de très bonne heure et son père présenterait également un teint subictérique. Il est vrai qu'eux aussi sont originaires de la Corse, séjournent dans ce pays et semblent avoir présenté des accès paludéens.

Au moment de son entrée, on constate chez F... un ictère généralisé étendu à tout le tégument. Les selles ne sont pas décolorées, mais présentent au contraire une teinte jaune très accentuée qui traduit la présence de pigments biliaires en quantité notable. Les urines d'aspect non ictérique, donnent à l'analyse les résultats suivants :

Quantité pour 24 heures, 1.350 gr.
Albumine et glucose, néant.
Chlorures, 8,50 par litre.
Phosphate, 0,90.
Urée, 22,75.
Pigments biliaires, néant.
Urobiline, grande quantité.

Le foie, indolore, ne déborde pas les fausses côtes. Il existe par contre une hypertrophie notable de la rate que la percussion décèle aisément sur une hauteur de 10 centimètres et qui déborde en avant de deux travers de doigt la ligne axillaire antérieure.

Du côté des autres appareils, symptomes peu importants : léger état saburral des voies digestives, quelques râles de bronchite discrète et, à l'appendice xyphoïde, un bruit adventive mésosystolique, à timbre assez rude, sans propagation, présentant les caractères d'un souffle extra-cardiaque.

Dans la période d'accalmie et d'apyrexie qui suivit l'entrée à l'hôpital, l'ictère passa par une double phase d'augmentation et d'atténuation progressive. Le 20 octobre, le sujet ne présentait plus qu'une teinte safranée assez peu caractérisée. La splénomégalie subissait une diminution parallèle. La rate demeurait perceptible, mais seulement sur une hauteur de 5 centimètres ; les selles devenaient moins bilieuses, l'urobiline disparaissait des urines.

Le 23 octobre, nouvel accès calqué sur le modèle des précédents. Ils se reproduisent le 24, le 25 et le 26 toujours suivant le même type déjà décrit ; ces accès renouvelés, augmentent la teinte subictérique, mais celle-ci s'accentue au maximum dans la semaine qui suit le dernier accès. La splénomégalie augmente parallèlement ; l'urobiline reparaît, le foie devient douloureux à la pression et déborde d'un travers de doigt les fausses côtes.

L'examen du sang pratiqué pendant un accès, révèle des formes amibiennes de l'hématozoaire. L'étude qualitative et quantitative des globules a été pratiqué à deux reprises : le 20 octobre, au cours d'une période d'apyrexie et le 27, au lendemain de quatre accès successifs.

20 *octobre :*

Globules rouges........................ 4.350.000
Globules blancs........................ 5.800

Formule leucocytaire :

Polynucléaires : 61 %.
Lymphocytes : 12 %.
Grands et moyens mononucléaires : 24.
Eosinophiles : 2.
Valeur globulaire : 0,85.

Hématies non déformées, mais présentant un certain degré d'anisocytose ; hématies de grand volume en petit nombre à côté d'hématies de volume normal. Polychromatophilie légère. Pas d'hématies nucléées.

27 *octobre :*

Globules rouges........................ 3.820.000
Globules blancs........................ 5.200

Formule leucocytaire :

Polynucléaires........................ 54 %
Lymphocytes........................ 16
Grands et moyens mononucléaires....... 27
Eosinophiles........................ 2
Valeur globulaire........................ 0,70

Anisocytose et polychromatophilie plus marquées.
Poïkilocytose. Quelques rares hématies nucléées.

L'étude de la résistance globulaire fut pratiquée à la période intercalaire d'apyrexie par le procédé des hématies déplasmatisées. Elle donna les résultats suivants :

Hémolyse initiale à 0,40
Hémolyse intense à 0,36
Hémolyse totale à 0,32.

On constatait donc une légère augmentation de résistance globulaire.

Le réactif de Pappenheim ne permit pas de déceler des hématies granuleuses bien typiques.

Il ne semble pas contestable qu'on se soit trouvé ici en présence d'un ictère palustre. Le paludisme était démontré par l'existence des hématozoaires. Mais cet ictère aurait dû être hémolysinique, et nous n'avions pas recherché la présence d'hémolysines.

Nous avons pu combler ultérieurement cette lacune en étudiant le sérum d'un malade à la fois dysentérique et paludéen, et qui, anictérique en temps normal, présentait des poussées d'ictère à l'occasion de ses accès fébriles. Chez lui la résistance globulaire se montra à peu près normale et la recherche des hémolysines libres dans le sérum, pratiquée suivant la technique de MM. Chauffard et Troisier fut négative, tant en période d'accès fébriles qu'en période de longue apyrexie. Dans ce cas encore ce n'était ni l'hémolysine fixée sur le globule, ni l'hémolysine libre qui était à l'origine de l'ictère : il faut invoquer semble-t-il un déficit fonctionnel de la glande hépatique.

Observation IV

(Rapportée par M. le professeur Chauffard. *Semaine Médicale* du 20 juin 1909 dans un article intitulé :

Le syndrome spleno-hépatique dans le paludisme aigu.

X... 21 ans, impaludé depuis 1907, au Congo. A l'entrée à l'hôpital, le 15 janvier, le malade est amaigri, anémié, subictérique. Sa rate est très grosse, tendue et douloureuse, et de 21 centimètres sur le diamètre vertical axillaire. Foie un peu augmenté de volume (14 cm.). Un grand accès de fièvre se produit le 27 janvier et l'on note une légère augmentation de volume de la rate et du foie.

Urobiline en très faible quantité dans les urines et les fèces.

On institue un traitement par les injections intra-musculaires de chlorhydrate de quinine et dès lors aucun accès fébrile ne survient plus. La rate diminue rapidement de volume, la convalescence évolue sans incident et le malade quitte l'hôpital le 17 mars, ayant augmenté de 9 kilogrammes.

Hématies granuleuses 5 %.

Résistance globulaire (hématies déplasmatisées) : hémolyse commence à 5,4.

Observation V

(idem)

X... âgé de 29 ans impaludé en Tunisie le 1er septembre 1908. Hématozoaires, formes en croissant. Entré à l'hôpital le 21 octobre. Rate douloureuse à la pression et mesure 10 centimètres sur la ligne axillaire. Le foie mesure 11 centimètres sur la ligne mamelonnaire. Facies subictérique. Le sérum contient des pigments biliaires.

Le malade est traité par la quinine suivant la méthode de Laveran, et les accès sont coupés. Le 14 novembre, il quitte l'hôpital paraissant guéri. Il n'existe plus de subictère, ni de tuméfaction du foie et de la rate, et l'augmentation de poids est notable. Les urines n'ont jamais contenu ni pigments normaux, ni albumine.

Du 22 au 25 octobre, élimination abondante d'urobiline et de son chromogène, puis disparition de l'un et de l'autre. Les matières fécales n'ont jamais donné la réaction de Gmelin.

Du 23 au 26, elles contiennent de notables quantités de stercobiline et de son chromogène, qui diminuent ensuite jusqu'à disparition complète.

Le sérum sanguin, d'abord cholémique, le devient de moins en moins et cesse de l'être quand le malade approche de la guérison.

Héamties granuleuses oscillent entre 6 et 12 %.

Résistance globulaire (hématies déplasmat.) :

Hémolyse commence à 5,2.

Observation VI

(Due à l'obligeance de M. le Professeur Soulié)

Paludisme (quarte)

F... L..., 31 ans, cultivateur, entre, le 25 octobre 1912, à l'hôpital de Mustapha, Salle Pasteur, avec le diagnostic de paludisme aigu.

Pas d'antécédents héréditaires notables. Rien de bien particulier pendant son enfance, sauf peut-être une légère atteinte de paludisme (?) à Berrouaghia. Fièvre typhoïde en 1911.

Tempérament vigoureux, bien constitué. A fait cinq ans de service dans un régiment actif sans aucune maladie. Travaillait aux chantiers de l'Harrach en septembre dernier, époque à laquelle il a contracté la fièvre qui le fait entrer à l'hôpital, n'a jamais pris de quinine et a continué à travailler sans se soigner.

A l'examen, le malade présente un teint terreux, subictérique. La rate est grosse et descend jusqu'à une ligne horizontale passant par l'ombilic et à quatre travers de doigt de la ligne médiane. Le foie n'est pas augmenté de volume. Rien au poumon, rien au cœur.

La langue est légèrement saburrale, et le malade se plaint d'anorexie et de diarrhée. Amaigrissement notable.

Accès caractéristiques très violents, montant jusqu'à 40°5 et séparés par deux jours d'apyrexie complète. Hématozoaires (f. quarte) dans le sang. L'état général se maintient bien entre chaque accès.

Le 15 novembre, à 5 heures du soir : 37°1 (le dernier accès a eu lieu le 13).

Résistance globulaire (sang total) : $H_1 = 5,6$ $H_2 = 5,2$ $H_3 = 4,4$
Résistance globulaire (hématies dépl.) : $H_1 = 5,6$ $H_2 = 5,2$ $H_3 = 4,4$

Autoagglutinine : néant.
Autolysine : néant.
Isoagglutinine : néant.
Isolysine : néant.

Numération globulaire :

G. R. = 2.300.000.
G. B. = 6.000.

Formule leucocytaire :

Polynucléaires neutrophiles	68
Moyens mononucléaires	15
Grands mononucléaires	3
Lymphocytes	14

Pas de myélocytes, pas de polychromatophilie, pas d'anisocytose.

Urines : Pas d'albumine, pas de glucose, pas d'urobiline, ni pigments biliaires normaux.

Le 16 novembre, à 11 heures du matin, *frisson*, 38°5.

Résistance globulaire (sang total) : $H_1 = 5,4$ $H_2 = 5,2$ $H_3 = 3,8$
Résistance globulaire (hémat. dépl.) : $H_1 = 5,6$ $H_2 = 5,4$ $H_3 = 4$

Autoagglutinine : néant.
Isoagglutinine : néant.
Autolysine : néant.
Isoagglutinine : néant.
Donath-Landsteiner : néant.

Formule leucocytaire :

Polynucléaires neutrophiles	89
Polynucléaires eosinophiles	1
Grands mononucléaires	6
Moyens mononucléaires	3
Lymphocytes	1

Figures d'Arneth : I = 10 II = 45 III = 24 IV = 17 V = 4.

Hématozoaires : nombreuses formes en voie de division, intraglobulaires, quelques formes jeunes.

Le 16 novembre, à 1 heure du soir : *chaleur*, 40°7 :

Résistance globulaire (sang total) : $H_1 = 4,6$ $H_2 = 4,4$ $H_3 = 3,4$

Résistance globulaire (hémat. dépl.) : $H_1 = 5$ $H_2 = 4,8$ $H_3 = 3,8$

Autoagglutinine : néant.
Isoagglutinine : néant.
Autolysine : néant.
Isolysine : néant.

Formule leucocytaire :

Polynucléaires neutrophiles................	79
Polynucléaires éosinophiles................	3
Moyens mononucléaires..................	9
Lymphocytes............................	9

Urines : pas d'albumine, pas d'urobiline, pas de pigments biliaires normaux.

Le 16 novembre, à 5 heures du soir, 40°2 ; commencement de la défervescence :

Résistance globulaire (sang total) : $H_1 = 5$ $H_2 = 4,8$ $H_3 = 3,8$

Résistance globulaire (hémat. dép.) : $H_1 = 5,6$ $H_2 = 5,4$ $H_3 = 4,4$

Autoagglutinine : néant.
Isoagglutinine : présence.
Autolysine : néant.
Isolysine : néant.

Numération globulaire :

G. R. = 2.000.000.
G. B. = 7.000.
Hémoglobine : 6 %.
Valeur globulaire : 1.
Hématozoaires : formes jeunes intraglobulaires.

Le 16 novembre, à 7 heures du soir, 38°8 :

Résistance globulaire (sang total) : $H_1 = 5$ $H_2 = 4,8$ $H_3 = 3,6$

Résistance globulaire (hémat. dép.) : $H_1 = 5,6$ $H_2 = 5,4$ $H_3 = 4,2$

Autoagglutinine : néant.
Isoagglutinine : présence.
Autolysine : néant.
Isolysine : présence légère.
Donath-Landsteiner : néant.

Formule leucocytaire :

Polynucléaires neutrophiles	68
Polynucléaires éosinophiles	2
Grands mononucléaires	4
Myélocytes	2
Moyens mononucléaires	11
Lymphocytes	13

Le 16 novembre, à 10 heures du soir, 37°5 ; *fin de l'accès :*

Formule leucocytaire :

Polynucléaires neutrophiles	60
Polynucléaires éosinophiles	1
Grands mononucléaires	8
Myélocytes	4
Moyens mononucléaires	12
Lymphocytes	15

Polychromatophilie légère, quelques rares hématies nucléées.

Le 17 novembre, à 11 heures du matin, 36°8 :

Résistance globulaire (sang total) : $H_1 = 5.8$ $H_2 = 5.6$ $H_3 = 4$
Résistance globulaire (hémat. dép.) : $H_1 = 5,8$ $H_2 = 5,6$ $H_3 = 4$

Autoagglutinine : néant.
Isoagglutinine : présence.
Autolysine : néant.
Isolysine : néant.

Formule leucocytaire :

Polynucléaires neutrophiles	61
Grands mononucléaires	1
Moyens mononucléaires	16
Lymphocytes	22

Le 18 novembre, à 11 heures du matin, 37° :

Résistance globulaire (sang total) : $H_1 = 5,4$ $H_2 = 5,2$ $H_3 = 4$

Numération globulaire :

G. R. = 2.100.000.
G. B. = 8.000.
Hémoglobine : 6 %.

Valeur globulaire : 0,9.

Le 19 novembre, à midi, 41° ; à 5 h. du soir, 38° :

Résistance globulaire (sang total) : $H_1 = 5,6$ $H_2 = 5,4$ $H_3 = 4,4$

Autoagglutinine : néant.

Isoagglutinine : présence.
Autolysine : néant.
Isolysine : *présence légère.*

Urines :

Albumine : traces.
Urobiline : présence.
Pigments biliaires normaux : néant.

Le 22 novembre, à 2 h. du soir, 39°9 :
Résistance globulaire (sang total) : $H_1 = 5$ $H_2 = 4,8$ $H_3 = 3,8$
Hématies granuleuses : 3 à 4 %.
Autoagglutinine : néant.
Isoagglutinine : néant.
Autolysine : néant.
Isolysine : néant.
De Blasi : Hémolyse après dilution 1/5 et chauffage à 60°.

Le 22 novembre, à 7 heures du soir, 37°8 :
Résistance globulaire (sang total) : $H_1 = 5,4$ $H_2 = 5,2$ $H_3 = 4$

Le 25 novembre, à 1 heure du soir, 40°7 :
Résistance globulaire (sang total) : $H_1 = 5$ $H_2 = 4,8$ $H_3 = 3,6$
Hématies granuleuses : 15 %.

Le 25 novembre, à 7 heures du soir : 38°2.
Résistance globulaire (sang total) : $H_1 = 5,4$ $H_2 = 5,2$ $H_3 = 4$
Urobiline dans l'urine.

Le 28 novembre, à 2 heures du soir, 40°8 :
Résistance globulaire (sang total) : $H_1 = 5,2$ $H_2 = 5$ $H_3 = 4$

A 4 heures du soir, 39° :
Résistance globulaire (sang total) : $H_1 = 5,4$ $H_2 = 5,2$ $H_3 = 3,8$

A 7 heures du soir, 38° :
Résistance globulaire (sang total) : $H_1 = 5,6$ $H_2 = 5,4$ $H_3 = 3,8$

Le 29 novembre, à 2 heures du soir, 37°2 :
Résistance globulaire (sang total) : $H_1 = 5,4$ $H_2 = 5,2$ $H_3 = 3,8$

Le 4 décembre, à 1 heures du matin, frisson, 37°8 :
Résistance globulaire (sang total) : $H_1 = 5,2$ $H_2 = 5$ $H_3 = 3,6$

Viscosité (Hess) 3,8
Tension (Potain) 20

A 3 h. ½ du soir, 40° :

Résistance globulaire (sang total) : $H_1 = 4,8$ $H_2 = 4,6$ $H_3 = 3,4$

Viscosité.................................. 3,3

Tension.................................. 14

A 7 heures du soir, 37°5 :

Résistance globulaire (sang total) : $H_1 = 5,4$ $H_2 = 5$ $H_3 = 4$

Viscosité.................................. 3,1

Tension.................................. 14

Le 6 décembre, à 11 heures du matin, 36°8, après 2 jours d'apyrexie :

Résistance globulaire (sang total) : $H_1 = 5,6$ $H_2 = 5,4$ $H_3 = 4,4$

Hématies granuleuses : 2 %.

Numération globulaire :

G. R. : 1.800.000.

G. B. : 7.000.

Aussitôt après la prise de sang, injection de 0,50 de néosalvarsan. Le liquide injecté, quoique préparé pour être isotonique, hémolyse fortement in-vitro et en quelques minutes les globules du malade et des globules normaux.

A 2 h. ½, soir, 37° :

Résistance globulaire (sang total) : $H_1 = 5,2$ $H_2 = 5$ $H_3 = 4$

Autoagglutinine : néant.

Isoagglutinine : néant.

Autolysine : néant.

Isolysine : néant.

Viscosité : 3.

Hémoglobine : 4,5 %.

Numération globulaire :

G. R. : 1.600.000.

G. B. : 9.000.

Valeur globulaire : 0,6.

Hématies granuleuses : 1 à 2 %.

Coagulation retardée (3/4 d'heure).

Nombreux hématozoaires intraglobulaires en voie de division.

Formule leucocytaire :

Polynucléaires neutrophiles................	58
Polynucléaires eosinophiles................	3
Grands mononucléaires................	7
Moyens mononucléaires................	12
Lymphocytes................	20

Dans la journée qui suit l'injection, on ne constate aucune réaction locale ni générale. La nuit est également très bonne ensuite.

Le 7 décembre l'accès est en général écourté et moins fort. Le frisson commence vers 10 heures du matin, mais cesse rapidement au grand étonnement du malade, et contrairement à ce qui ce passe d'ordinaire, celui-ci « ne sent pas sa fièvre » quoique la température monte à 39° à midi.

A 10 heures du matin :

Résistance globulaire (sang total) : $H_1 = 5,6$ $H_2 = 5,4$ $H_3 = 3,8$

Autoagglutinine : néant.
Isoagglutinine : néant.
Autolysine : néant.
Isolyne : néant.
Viscosité : 3,3.
Hémoglobine : 7 %.

Numération gobulaire :

G. R. : 2.020.000.
G. B. : 6.000.
Coagulation normale.
Hématozoaires très rares (formes jeunes).

A 3 heures du soir : 38° (fin de l'accès avorté).

Résistance globulaire (sang total) : $H_1 = 5,6$ $H_2 = 5,4$ $H_3 = 3,8$
Viscocité : 3.

Numération gobulaire :

G. R. : 1.500.000.
C. B. : 10.000.
Hémoglobine : 5 %.
Hématies granuleuses : 1 à 2 %.
Hématozoaires excessivement rares.

Le 10 décembre : Très léger accès caractérisé cliniquement par un peu de lassitude vers midi et microscopiquement, par quelques hématozoaires rares.

Le 13 décembre : Accès encore plus léger que le dernier, encore quelques hématozoaires.

Formule leucocytaire (fin de l'accès) :

Polynucléaire neutro......................	62
Polynucléaire cosino......................	2
Moyen mono......................................	30
Lympho..	6

Les 18, 21 et 24 : accès avortés.

Les jours suivants : accès très irréguliers, retardés et atypiques.

Le 2 janvier : accès caractéristique.

A midi : 40°5.

Résistance globulaire (sang total) : $H_1 = 4.8$ $H_2 = 4,6$ $H_3 = 3,6$

Viscosité : 3,5.

Formule leucocytaire :

G. R. : 2.500.000.
G. B. 6.000.

Hématies granuleuses : 16 %.
Hémoglobine : 9 %.
Caillot rétractile.
Coagulation rapide.
Autoagglutinine : néant.
Isoagglutinine : néant.
Autolysine : néant.
Isolysine : néant.
De Basi : néant.
Donath Landsteiner : néant.

Numération gobulaire :

Polynucléaires neutrophiles	67
Polynucléaires eosinophiles	1
Moyens mononucléaires	22
Lymphocytes	10

A partir de ce jour, les accès diminuent de nombre et d'intensité et les hématozoaires disparaissent. Le malade se déclare guéri. Néanmoins on le garde en observation pendant tout le mois de janvier.

Du 14 au 30 : température oscillant entre 37° et 38°5 avec des signes nets de bronchite. Pas d'hématozoaires.

Le 13 janvier : apyrexie complète depuis le 1er.

Résistance globulaire (sang total) : $H_1 = 4,6$ $H_2 = 4,4$ $H_3 = 3,4$

Viscosité : 3,8.

Numération globulaire :

G. R. : 3.000.000.
G. B. : 9.000.
Hémoglobine : 10 %.
Valeur globulaire : 1,1.

Formule leucocytaire :

Polynucléaires neutrophiles................	68
Polynucléaires eosinophiles................	1
Moyens mononucléaires....................	10
Lymphocytes............................	21

Coagulation normale.
Caillot rétractile.
Hématies granuleuses : 1 %.

Urines :

Albumine : néant.
Urobiline : néant.
Pigments biliaires normaux : néant.

Etat général excellent. La rate ne déborde presque plus. Le malade se déclare prêt à retravailler. Il sort de l'hôpital le 16 février.

Observation VII

(Service de M. le professeur Crespin)

Paludisme aigu

Mme M... T... âgée de 26 ans, entre le 20 novembre 1912, à l'hôpital de Mustapha, salle Bouillaud, parce que, depuis 15 jours, elle est atteinte de paludisme contracté à Mouzaïville.

Aucun antécédent héréditaire notable.

La malade a toujours été chétive. A 13 ans elle a eu un Mal de Pott cervical, qui nécessita un appareil plâtré.

Il y a quinze jours, premier accès auquel il semble avoir manqué le stade de sueur, mais caractérisé par les deux stades de frisson et de chaleur. Les accès se renouvelèrent ensuite tous les jours.

Examen : La rate n'est pas perceptible, la palpation profonde est un peu douloureuse en ce point. La percussion de cet organe lui donne 15 cm. Le foie ne dépasse pas les fausses côtes. Hauteur de la matité sur la ligne mamillaire, 15 cm. Point phrénique douloureux à gauche, aux poumons quelques râles sibilants aux bases. Respiration un peu ronflante. Rien au cœur. Grossesse au 5e mois. Téguments pâles et mauvais état général.

Le 20 novembre, à 10 heures du matin : 36°8.

Résistance globulaire (sang total) : $H_1 = 5$ $H_2 = 4,8$ $H_3 = 3,8$.

Numération globulaire :
G. R :. 2.500.000.
G. B. : 7.000.
Hémoglobine : 10 %.
Valeur globulaire : 1,3.
Tension (Potain) : 14,5.

Formule leucocytaire :

Polynucléaires neutrophiles.................	69
Moyens mononucléaires....................	12
Lymphocytes..............................	19

Hématozoaires nombreux (tierce bénigne).

Urines :
Traces d'albumine.
Urobiline.

Le 22 novembre midi : 36°9.

Résistance globulaire (sang total) :	$H_1 = 5$	$H_2 = 4,8$	$H_3 = 3,8$
A 4 heures, 39° :	$H_1 = 5$	$H_2 = 4,8$	$H_3 = 3,8$
A 7 heures, 37° 3 :	$H_1 = 5,4$	$H_2 = 5,2$	$H_3 = 4,2$

Urines des 24 heures : 2.000 c. c.
Densité : 1012.
Urée : 6 gr. 40 par litre.
Acide urique : 0.042.
Phosphates : 3.369.
Chlorures : 8.19.
Albumine : néant.
Urobiline : présence.

Le 23 novembre 4 h. 1/2 soir : 38°3.

Résistance globulaire (sang total) :	$H_1 = 5$	$H_2 = 4,8$	$H_3 = 3,8$
Résistance globulaire (hémat. dépl.) :	$H_1 = 5,2$	$H_2 = 5$	$H_3 = 3,8$

Tension artérielle (Potain) : 15.
Autoagglutinine : néant.
Autolysine : néant.
Isolysine : néant.
Isoagglutinine : néant.

Le 24 novembre 10 heures du matin : apyrexie.
Injection intra-musculaire de 0,10 d'hectine.

A 11 heures du matin : 37°.

Résistance globulaire (sang total) :	$H_1 = 5$	$H_2 = 4 8$	$H_3 = 4$

A 3 heures du soir : 38°7.

Le 25 novembre 10 heures matin : 36°8. Rate perceptible.
Injection de 0,20 d'hectine.

A 3 heures soir : 38°5.

Le 27 novembre, 10 heures matin : 36°6.
Injection de chlohydrate de quinine : 0,90.

Résistance globulaire (sang total) : $H_1 = 5$ $H_2 =$,8 $H_3 = 3,8$

Le 26 novembre : Pas de traitement. Température maxima : 38°.

Le 27 : Température maxima : 37°5.

Les jours suivants, pas d'accès. Plus d'hématozoaires.
3 injections de 0,10 d'hectine de deux jours en deux jours.

Le 11 décembre : apyrexie. Etat général amélioré.

Résistance globulaire (sang total) : $H_1 = 4,8$ $H_2 = 4,6$ $H_3 = 3,4$

Numération globulaire :

G. R. : 3.000.000.
G. R. : 8.000.
Hémoglobine : 11 %.
Valeur globulaire : 1,2.

Formule leucocytaire :

Polynucléaires neutrophiles	66
Polynucléaires eosinophiles	1
Moyens mononucléaires	10
Lymphocytes	23

Pas d'hématozoaires.
Viscosité : 3,8.
Tension artérielle : 15.

Le 12 décembre, la malade sort de l'hôpital. La rate ne déborde plus.

Observation VIII

(Due à l'obligeance de M. le Dr Miramont de Laroquette)

L... 23 ans, impaludé au Maroc depuis un an, traité longuement à la quinine ; pas d'hématozoaires ; teint terreux ; rate perceptible.

Le 19 novembre : 38°5.

Résistance globulaire (hémat. dépl.) : $H_1 = 4,8$ $H_2 = 4,4$ $H_3 = 3,2$
Hématies granuleuses : 3 %.

Formule leucocytaire :

Polynucléaires neutrophiles.................	68
Moyens mononucléaires....................	22
Lymphocytes............................	10

Le 20 novembre : 37°2.

Résistance globulaire (hémat. dépl.) : $H_1 = 5$ $H_2 = 4{,}6$ $H_3 = 3{,}4$

Hématies granuleuses : 3 %.

Formule leucocytaire :

Polynucléaires neutrophiles.................	62
Moyens mononucléaires....................	24
Lymphocytes............................	14

Observation IX

(Service de M. le Professeur Crespin)

Paludisme aigü

M... P..., 18 ans, ménagère, entre à l'hôpital le 7 février 1913, salle Bouillaud, parce que depuis deux mois elle ressent des accès de fièvre palustre survenant tous les deux jours, avec frisson, chaleur et sueur.

Père, mère, frères tous vivants et en bonne santé.

Aucun antécédent héréditaire connu.

Antécédents personnels également bons : la malade n'a jamais souffert jusqu'à ces deux derniers mois. Fut réglée à treize ans. Très bien réglée, mais avec quelques pertes blanches. Mariée à 15 ans, eut deux enfants. Le premier au bout de 8 mois de gestation, mort à un jour. Le second est atteint de coxalgie grave, avec abcès fistulisés.

La malade se trouvait il y a deux mois à l'hôpital de Marengo en compagnie de son enfant qui suivait un traitement pour une coxalgie, lorsqu'elle fut prise de violents accès de fièvre, survenant en général vers 10 ou 11 heures du matin et accompagnés de frisson, chaleur et sueur.

A l'examen, on trouve une rate très hypertrophiée, débordant de 4 travers de doigt les fausses côtes. Le foie est normal. Le corps thyroïde est un peu développé.

La recherche des hématozoaires est positive. (Tierce bénigne.)

A partir du 12 février, la malade a été soumise au traitement quinique.

Le 18 février, la rate est diminuée de volume. C'est à peine si l'on sent son pôle inférieur à la palpation.

Examens hématologiques :

Le 8 février 1913 : 40°5.

Résistance globulaire (hémat. dépl.) : $H_1 = 4,8$ $H_2 = 4,4$ $H_3 = 3,4$

Autoagglutinines : néant.
Autolysines : néant.
Isoagglutinines : présence.
Isolysines : néant.
Donath-Landsteiner : néant.
De Blasi : néant.

Numération globulaire :

G. R. : 2.460.000.
G. B. : 9.000.
Hématies granuleuses : 0,5 %.
Hémoglobine : 5 %.
Valeur globulaire : 0,9.
Viscosité : 4.
Tension au Pachon : 9-18.
Coagulation rapide.
Caillot retractile.

Examen des urines :

Albumine : traces.
Pigments biliaires : néant.
Urobiline : traces.

Formule leucocytaire :

Polynucléaires neutrophiles................	80
Grands mononucléaires....................	9
Moyens mononucléaires....................	6
Lymphocytes..............................	5

Le 9 février : 37°1.

Résistance globulaire (sang total) : $H_1 = 5$ $H_2 = 4,6$ $H_3 = 4$

Autoagglutinines : néant.
Autolysines : néant.
Isoagglutinines : présence.
Isolysines : néant.

Examen des urines :

Urobiline notable.

Le 10 février : 37°8, au début d'un accès larvé, que la malade ne sent pas comme d'habitude, et caractérisé seulement par la présence d'hématozoaires jeunes dans le sang.

Formule leucocytaire :

Polynucléaires neutrophiles..................	78
Grands mononucléaires....................	5
Moyens mononucéaires....................	10
Lymphocytes...........................	7

Le 11 février à midi : 37°4.

Résistance globulaire (sang total) : $H_1 = 5$ $H_2 = 4{,}6$ $H_3 = 3{,}8$

Autoagglutinines : néant.

Isoagglutinines : néant.

Autolysines : néant.

Isolysines : néant.

Cholesterine dans le sérum : 1,35 par litre.

Pas d'urobiline dans le sérum, ni dans l'urine.

Formule leucocytaire :

Polynucléaires neutrophiles..................	72
Grands mononucléaires....................	5
Moyens mononucléaires....................	10
Lymphocytes...........................	13

A 2 h. 30 soir : 40°4.

Résistance globulaire (sang total) : $H_1 = 4{,}8$ $H_2 = 4{,}6$ $H_3 = 3{,}8$

Cholesterine dans le sérum : 1 gr. 58 par litre.

Traces d'urobiline dans l'urine.

Pas d'urobiline dans le sérum.

Pas de pigments biliaires ni dans l'urine, ni dans le sérum.

Formule leucocytaire :

Polynucléaires neutrophiles..................	81
Grands mononucléaires....................	4
Moyens mononucléaires....................	6
Lymphocytes...........................	9

A 4 heures : 39°4.

A 9 heures : 37°5.

A minuit : 37°2.

Résistance globulaire (sang total) : $H_1 = 5{,}2$ $H_2 = 4{,}8$ $H_3 = 4{,}2$

Hématies granuleuses 12 %.

Viscosité : 3,5.

Cholesterine dans le sérum : 1,30 par litre.

Formule leucocytaire :

Polynucléaires neutrophiles	57
Grands mononucléaires	14
Moyens mononucléaires	12
Lymphocytes	16
Eosinophiles	1

Pas d'autolysines, ni d'isolysines.
Viscosité : 3,4
Tension au Pachon : 8-14.
Pas d'urobiline dans le sérum.
Urobiline notable dans l'urine.
Pas de pigments biliaires, ni dans l'urine, ni dans le sérum.

Le 17 février : Apyrexie depuis 2 jours, entrée en convalescence.
Résistance globulaire (sang total) : $H_1 = 4,8$ $H_2 = 4,6$ $H_3 = 3,8$
Pas d'isolysines, ni d'autolysines, une isoagglutinine.

Numération globulaire :

G. R. : 2.500.000.
G. B. : 6.000.
Cholesterine dans le sérum : 1 gr. 80 par litre.
Pas d'urobiline, ni dans l'urine, ni dans le sérum.
Pas de pigments biliaires, ni dans l'urine, ni dans le sérum.

Formule leucocytaire :

Polynucléaires neutrophiles	56
Polynucléaires éosinophiles	3
Moyens mononucléaires	20
Lymphocytes	21

Le 17 mars : Guérison définitive.
Résistance globulaire (sang total) : $H_1 = 4,8$ $H_2 = 4,6$ $H_3 = 3,9$

Numération globulaire :

G. R. : 3.400.000.
G. B. : 8.000.
Cholestérine dans le sérum : 1 gr. 40 par litre.

Formule leucocytaire :

Polynucléaires neutrophiles	66
Polynucléaires eosinophiles	2
Moyens mononucléaires	15
Lymphocytes	17

Observation X

(Due à l'obligeance de M. le Professeur Soulié)

Paludisme aigu

D... G..., 35 ans, charpentier, entre à l'hôpital civil de Mustapha, salle Pasteur, le 17 septembre 1912, parce qu'il se plaint d'accès de fièvre et de faiblesse.

Les antécédents héréditaires du malade ne présentent rien à signaler.

Comme antécédents personnels : chancre syphilitique, il y a trois ans, à la suite duquel le malade fait une syphilis maligne, qui ne cède qu'à une injection de 60 centigrammes de 606, pratiqué il y a 2 ans.

Impaludé pour la première fois pendant son service militaire dans l'extrême sud.

Réimpaludé cette année, il y a six semaines, en Kabylie. Accès quotidiens. A son entrée, le malade n'a pas de fièvre, mais est atteint d'une très grande faiblesse. La rate est très hypertrophiée, dépassant de quatre travers de doigts le rebord costal. Le foie est normal. On ne trouve pas à ce moment d'hématozoaires. On institue le traitement quinique et cacodylique successivement.

Le 14 décembre 1912, on trouve des hématozoaires dans le sang (tierce maligne).

Le 23, 39° 5 :

Résistance globulaire (sang total) : $H_1 = 4{,}8$ $H_2 = 4{,}6$ $H_3 = 4$
Hématies granuleuses : 7 %.

Le 24, 37° :

Résistance globulaire (sang total) : $H_1 = 5$ H_2 · 4,8 $H_3 = 4{,}2$
Hématies granuleuses : 4 %.

Numération globulaire :

G. R. : 2.400.000.
G. B. : 6.000.

Formule leucocytaire :

Polynucléaires neutro	60
Mononucléaires	15
Lymphocytes	25

Viscosité : 3,8.

Pas de pigments biliaires dans l'urine.

Pas d'urobiline ni dans le sérum, ni dans l'urine.

Observation XI

(Service de M. le Professeur Crespin)

Paludisme aigu

Mme Z... A., 22 ans, sans profession, entre, le 21 mars 1913, à l'hôpital civil de Mustapha, salle Bouillaud, parce que depuis quinze jours elle souffre de dyspnée et d'une douleur partant des épaules pour s'étendre jusqu'aux parties supérieures du thorax.

Père bien portant ; mère morte des suites de couches ; trois frères bien portants, un mort de fièvre typhoïde ; quatre sœurs bien portantes.

A eu la variole. Paludisme contracté pour la première fois, il y a trois mois, à Cherchell (en décembre). Tous les jours, vers le soir, frisson et transpiration. Les symptômes disparaissent en trois semaines, mais ont repris depuis. Réglée à quinze ans et demi, mariée à 18 ans ½. Pas de fausse couche. Une enfant, morte de broncho-pneumonie, à sept mois et demi. Mari atteint de bacillose pulmonaire.

Il y a cinq ans, fut soignée à Bouillaud pour une affection cardiaque La malade était atteinte de rhumatisme articulaire aigu. Pendant l'évolution de ce rhumatisme, crises de dyspnée fréquentes qui nécessitèrent une thérapeutique active (ballons d'oxygène, etc.). La malade reste 7 mois à l'hôpital ; ce séjour prolongé fut motivé par la faiblesse, l'asthénie profonde où elle était tombée et aussi par les fréquents accès de dyspnée auxquels elle était sujette. Elle sortit améliorée ; fit un séjour d'un mois à Parnet et put reprendre ses occupations.

Tout alla bien par la suite : elle se maria, eut un enfant normal, après des couches excellentes.

Subitement, il y a 15 jours, la malade fut prise de grande faiblesse, se trouva dans l'impossibilité de marcher et ressentit en même temps une dyspnée intense. C'est ce qui la décida à entrer à l'hôpital.

A l'examen, les poumons semblent intacts. L'auscultation fait entendre de la respiration rude au sommet droit. La radioscopie ne laisse apercevoir aucune zône d'opacité.

A l'auscultation du cœur, souffle systolique qui se propage, quoique faiblement, vers l'aisselle. La pointe bat dans le cinquième espace intercostal gauche. Elle est mobile et se déplace de deux centimètres environ quand on fait mouvoir la malade et qu'on l'incline sur le côté gauche. Le pouls est régulier, un peu faible (P : 96). Il y a de la circulation veineuse périphérique, du faux pouls veineux. L'examen radioscopique de la région cardiaque a montré un cœur droit dilaté.

Le cœur gauche semble normal. Le foie est normal ; la rate est grosse et sensible, sa matité est augmentée.

Le 24 mars, accès palustre avec hématozoaires :
Résistance globulaire (sang total) : $H_1 = 5$ $H_2 =$ $H_3 = 4,2$

Autoagglutinine : néant.
Isoagglutinine : néant.
Autolysine : néant.
Isolysine : néant.

Le 25 mars : apyrexie.
Résistance globulaire (sang total) : $H_1 = 5$ $H_2 =$ $H_3 = 4,6$

Urobiline notable dans les urines.
Pas d'urobiline ni de pigments biliaires dans le sérum.

OBSERVATION XII

(Due à l'obligeance de M. le Professeur ROUVIER)

Cachexie palustre et grossesse

Mme P... L..., âgée de 34 ans. Traitée à la salle Tarnier pour cachexie palustre accentuée au cours d'une grossesse.

Le 28 janvier :
Résistance globulaire (sang total) : $H_1 = 5$ $H_2 = 4,8$ $H_3 = 4$

Hématies granuleuses : 9 %.
Caillot très retractile.

Numération globulaire :

G. R. : 2.000.000.
Hémoglobine : 5,5 %.
Autoagglutinine : néant.
Autolysine : néant.
Isoagglutinine : présence.
Isolysine : néant.
Viscosité : 2,5.
Tension au Pachon : 8-13.
Urobiline abondante dans l'urine.
Pas de pigments biliaires dans l'urine, ni dans le sérum.
Cholestérine dans le sérum : 1,36 p. litre.

Formule leucocytaire :

Polynucléaires neutrophiles.................	67
Moyens mononucléaires....................	7
Lymphocytes...........................	25
Eosinophiles............................	1

A ce propos, d'après les nombreuses observations de M. le Professeur Rouvier, l'état de gravidité imprime au paludisme une marche anormale et en modifie les caractères cliniques. A son avis, la grossesse intervient comme un facteur très important des phénomènes physiologiques et pathologiques de vasodilatation et surtout de vasoconstriction. Il n'y aurait rien d'étonnant à ce que cette vasoconstriction, qui est facile à mettre en évidence dans un organe comme l'oreille (signe de l'oreille de M. le Professeur Rouvier), ait une influence sur l'équilibre huméral par action du contenant sur le contenu. De plus, l'état de gravidité introduit dans les liquides de l'organisme, nombre de produits encore mal étudiés, et créent ainsi un milieu biologique différent pour l'hématozoaire. La cholestérine, normalement augmentée pendant la grossesse, pourrait intervenir en qualité de lipoïde pour modifier les conditions de toxicité et de résistance. Pour toutes ces raisons, il serait très intéressant de rechercher systématiquement les modifications du sang dans la grossesse compliquée de paludisme et on pourrait y trouver le pendant et peut-être même la raison des modifications cliniques.

Observation XIII

(Service de M. le Professeur Crespin)

Paludisme ancien

S... B..., âgée de 24 ans, entre, le 22 septembre 1912, à l'hôpital de Mustapha. Depuis 5 mois, la malade a perdu ses forces, a maigri, mais n'a jamais ni toussé ni craché.

A 18 ans, impaludée à Maison-Carrée. Depuis cette époque, souffre du côté gauche. Rate augmentée de volume. Pas d'hématozoaires. Aux poumons : Submatité au sommet gauche et respiration rude ; vibration augmentée au sommet droit.

Résistance globulaire (sang total) : $H_1 = 5$ $H_2 = 4,8$ $H_3 = 4$

Autoagglutinine : néant.

Isoagglutinine : néant.

Autolysine : néant.
Isolysine : néant.

Numération globulaire :

G. R. : 3.500.000.
G. B. : 7.000.
Pas d'urobiline dans les urines.
Pigmentation marquée des teguments, teint terreux.

OBSERVATION XIV

(Due à l'obligeance de M. le Professeur SOULIÉ)

Paludisme aigu

P... E..., journalier, âgé de 44 ans. Entré, le 3 janvier 1913, salle Pasteur ; a contracté le paludisme à Maison-Carrée. Le foie et la rate sont hypertrophiés et on constate la présence d'hématozoaires dans le sang à son entrée.

Pendant l'apyrexie :

Résistance globulaire (sang total) : $H_1 = 4,8$ $H_2 = 4,6$ $H_3 = 3,8$
Autoagglutinine : néant.
Autolysine : néant.
Isoagglutinine : présence.
Isolysine : néant.
Pas d'urobiline dans les urines.
Viscosité : 4,8.

Numération globulaire :

G. R. : 4.000.000.
G. B. : 7.000.
Hémoglobine : 13 %.
Coagulation rapide.
Caillot retractile.
Hématies granuleuses : 0,5 %.

Formule leucocytaire :

Polynucléaires neutrophiles	62
Polynucléaires eosinophiles	2
Moyens mononucléaires	16
Lymphocytes	20

Observation XV

(Due à l'obligeance de M. le Professeur Soulié)

Cachexie palustre avec subictère

B... A..., âgé de 30 ans, marocain. Antécédents inconnus. Impaludé depuis très longtemps sans doute, mais il est impossible d'en tirer aucun renseignement.

Etat général déplorable ; rate grosse et douloureuse :

Résistance globulaire (hémat. dépl.) : $H_1 = 5,6$ $H_2 = H_3 = 5$

Caillot très retractile (2/3 de sérum pour 1/3 de caillot).

Tension au Potain : 17.

Viscosité : 4,6.

Numération globulaire :

G. R. : 800.000.

Formule leucocytaire :

Polynucléaires neutrophiles	55
Moyens mononucléaires	15
Lymphocytes	30

Malheureusement, le malade, très indocile, quitte l'hôpital en refusant de se laisser soigner.

Observation XVI

(Due à l'obligeance de M. le Professeur Soulié)

Cachexie palustre

B... M..., âgé de soixante ans, cultivateur, indigène, entre salle Pasteur le 30 août 1912.

Rien à noter dans les antécédents du malade, si ce n'est le paludisme contracté à la Réghaïa.

La rate, très augmentée de volume, est perceptible jusque dans la fosse iliaque gauche ; le foie déborde les fausses côtes ; pas de subictère.

Le malade est très amaigri ; il ne pèse que 47 kilogrammes.

Le 3 décembre :

Résistance globulaire (sang total) : $H_1 = 5,6$ $H_2 = 5,6$ $H_3 = 4,4$

Viscosité : 5,4.

Numération globulaire : G. R. : 3.600.000.

Hémoglobine : 12 %.

Hématies granuleuses : 6 %.

Coagulation rapide.

Formule leucocytaire :

Polynucléaires neutrophiles.................	60
Moyens mononucléaires....................	14
Lymphocytes............................	26

Pas de pigments biliaires, ni dans l'urine, ni dans le sérum.

Urobiline dans les urines.

Le 10 février, le malade est très amélioré :

Plus d'urobiline dans les urines.

Le 10 avril, la rate a diminué de moitié. L'état général est bien meilleur. Cette amélioration s'est produite sous la seule influence du repos à l'hôpital, avec un traitement reconstituant, et sans l'administration prolongée de quinine. Ce résultat est très intéressant à noter, car au début, on pensait faire une splénectomie.

Observation XVII

(Due à l'obligeance de M. le Professeur Soulié)

Paludisme aigu

R... A..., journalier, âgé de 30 ans, indigène, entre, le 28 novembre 1912, à l'hôpital, salle Pasteur. Le malade déclare avoir eu la variole dans l'enfance et prétend avoir contracté le paludisme à Dra-El-Mizan. Il se présente dans un état cachectique et d'amaigrissement assez prononcé. Le foie dépasse légèrement le rebord costal, la rate est très hypertrophiée et descend à quatre travers de doigts des fausses côtes.

Pendant son séjour dans le service, le malade a eu trois accès au cours desquels l'examen du sang n'a pas révélé la présence d'hématozoaires.

Teint subicterique.

Le 2 décembre apyrexie.

Résistance globulaire (sang total) : $H_1 = 5,4$ $H_2 = 5$ $H_3 = 4$

Hématies granuleuses 9 %..

Viscosité 4,3.

Tension au Pachon 9-18.
Autoagglutinine : néant.
Autolysine : néant.
Isoagglutinine : néant.
Isolysine : néant.

Numération globulaire :

G. B. : 1.620.000.
G. B. : 5.500.
Anisocytose ; anisochromie ; myélocytes.

Formule leucocytaire :

Polynucléaires neutrophiles	50
Moyens mononucléaires	25
Lymphocytes	20
Eosinophiles	5

OBSERVATION XVIII

(Due à l'obligeance de M. le Professeur SOULIÉ)

Paludisme chronique

B... R... cultivateur âgé de 17 ans, entre à l'hôpital le 14 janvier 1913, salle Pasteur. On ne relève aucune maladie dans ses antécédents. Impaludé depuis un an environ, il a constaté lui-même l'augmentation de volume de sa rate, trois mois après le début des accès ; il a perdu ses forces et est considérablement maigri.

L'examen de l'abdomen montre une rate énorme descendant dans la fosse iliaque gauche et dépassant la ligne médiane de deux travers de doigts. Le foie déborde un peu.

Résistance globulaire (sang total) : $H_1 = 5,2$ $H_2 = 5$ $H_3 = 4$

Autoagglutinine : néant.
Autolysine : néant.
Isoagglutinine : néant.
Isolysine : néant.

Numération globulaire :

G. R. : 2.000.000.
G. B. : 5.000.
Hématies granuleuses : 3 %.
Hémoglobine : 10 %.
Valeur globulaire : 0,6.

Viscosité : 4,5.
Tension au Pachon : 8-17.
Urobiline dans l'urine : présence.

OBSERVATION XIX (résumée)

(Rapportée par M. le Professeur ARDIN-DELTEIL dans une clinique médicale, janvier 1913.)

Paludisme chronique avec splénomégalie

R... E... 15 ans. Impaludé depuis plus d'un an.

Teinte subictérique de la peau et des conjonctives. Rate occupant presque toute la moitié gauche de l'abdomen. Foie un peu gros.

Examen du sang :

L'hémolyse commence dans une solution à 5 p. 1.000 et n'est pas totale dans une solution à 4 p. 1.000 de chlorure de sodium.

G. R. : 2.000.000.
G. B. : 4.500.
H. = 65.
Valeur globulaire : 1,4.

Formule leucocytaire :

Polynucléaires neutrophiles	50
Polynucléaires éosinophiles	0
Mononucléaires	11
Lymphocytes	39

Pas d'hématies granuleuses.
Pas d'isolysines.
Pas d'autolysines.

OBSERVATION XX (résumée)

(idem)

Splénomégalie

C... C... 19 ans. Impaludé depuis l'âge de 7 ans.

Rate s'étendant du mamelon jusqu'à trois travers de doigt au-dessous de l'ombilic. Foie petit. Subictère.

Examen hématologique :

L'hémolyse commence dans une solution à 4 gr. 8 de NaCl p. 1000. et n'est pas totale à 4.

G. R. : 2.500.000.
G. B. : 3.000.
H. = 60.
Valeur globulaire : 1
Hématies granuleuses : 1 %.

Formule leucocytaire :

Polynucléaires neutrophiles.................	60
Mononucléaires...........................	8
Lymphocytes............................	24

Pas d'autolysines.
Pas d'isolysines.

TROISIÈME PARTIE

Les Modifications du Sang

pendant l'accès palustre et le paludisme chronique rencontrées au cours de ces observations

ESSAI DE PATHOGÉNIE

CHAPITRE Ier

MODIFICATIONS DU SANG

La résistance Globulaire

Pour étudier la résistance globulaire au cours du paludisme, nous considérons d'abord les observations faites pendant la période des accès, et ensuite celles recueillies dans la période chronique et la cachexie.

Au sujet du paludisme aigu, nous avons en premier, les observations de Sacquepée et de Chauffard. Mais ces observations ne rapportent que des résultats de prélèvement en apyrexie. De plus, elles ont été faites au cours de syndromes nettement caractérisés d'ictères hémolytiques, et la résistance globulaire est naturellement très diminuée. Dans les observations de Lafforgue et Chalier, au contraire, les malades en expérience présentaient, d'après ces auteurs, des ictères non hémolytiques, et même peut-être franchement hépatiques. Dans ce cas, on ne doit pas s'étonner de trouver la résistance augmentée.

Quant à nos recherches personnelles, qui ne portent malheureusement que sur un nombre relativement restreint de cas, elles nous ont montré des variations quelquefois très sensibles de la résistance globulaire, suivant la période de l'accès où nous faisions le prélèvement. En considérant l'ensemble de nos résultats, et avec *la restriction que ces résultats ne reposent que sur une vingtaine d'observations,* nous pouvons dire que :

1° La résistance globulaire est *diminuée* dans le paludisme. C'est-à-dire que nous avons toujours obtenu un commencement d'hémolyse dans des solutions contenant au moins 4 gr. 8 de NaCl par litre, et en considérant ce chiffre comme normal « limite ».

2° La résistance globulaire est *plus ou moins diminuée* pendant les diverses phases de l'accès palustre : elle l'est moins dans le stade de chaleur, elle l'est plus dans le stade de sueur et à la fin de l'accès.

Ainsi, dans notre cas le plus typique (Observation n° VI), la résistance assez faible la veille de l'accès remonte fortement pendant le stade de chaleur, pour redescendre encore plus bas après l'accès et surtout le lendemain.

Enfin, 3°, la résistance est *plus ou moins étendue*, suivant les périodes de l'accès. Elle l'est plus pendant le stade de chaleur, elle l'est moins dans le stade de sueur et dans l'intervalle des accès. C'est-à-dire que l'hémolyse est plus brusque à la fin de l'accès, s'étendant entre des dilutions peu différentes les unes des autres, et qu'elle est moins brusque pendant le stade de haute température, s'étendant sur un nombre plus considérable de dilutions, entre des doses beaucoup plus considérables de chlorure de sodium. Ainsi, dans notre cas le plus typique (Obs. n° XI), la dissolution des hématies, totale en deux tubes la veille de l'accès, s'étend sur une longueur de quatre tubes au sommet de la courbe fébrile.

Toutes les observations ne sont d'ailleurs pas semblables à ce sujet, et il est possible que de nombreuses conditions soient nécessaires pour la réalisation de pareils phénomènes, et plus particulièrement la résistance organique du sujet ou ses états physiologiques ou pathologiques antérieurs. Ainsi l'augmentation de la résistance pendant l'acmé, si nette à mettre en évidence sur un sujet jeune et robuste, est presque nulle chez un malade impaludé depuis longtemps et enfin totalement absente chez une femme enceinte, très anémiée et présentant des lésions tuberculeuses antérieures.

D'ailleurs, dans tous les cas de fièvre intermittente non palustre, nous avons plutôt constaté une diminution de la résistance globulaire pendant les hautes températures, et nous avons même pu éliminer ainsi le paludisme, par un diagnostic peut-être un peu osé, mais qui s'est vérifié dans la suite, chez un de nos malades qui présentait de petites poussées de fièvre, séparées par de courts intervalles d'apyrexie.

Nous n'avons pas recherché l'influence de la quinine sur la résistance globulaire. Il serait très intéressant en effet, de voir ce que devient « in vivo » une substance qui serait hémolysante « in vitro ». Toutefois M. le Professeur Soulié, qui a fait une vingtaine de recherches à ce sujet, n'a jamais rencontré de diminution de la résistance après l'administration de quinine.

Enfin, pour ce qui est du paludisme chronique et surtout de la cachexie palustre, nous avons rencontré des résistances globulaires *diminuées* et *brusques*. Et le fait est encore plus net dans les observations où l'on voit s'ébaucher de véritables syndromes d'ictère hémolytique, ce qui pourrait faire considérer la cachexie palustre comme un « subictère hémolytique chronique post-paludéen ».

Les Hémolysines

Nous n'avons jamais constaté nettement la présence d'hémolysines libres dans le sérum des malades en expérience. Nous n'avons pas non plus relevé dans les observations des auteurs, des cas probants où une isolysine ait été mise en évidence par la méthode de Chauffard et Troisier. Nous voulons parler naturellement des hémolysines thermolabiles et non des substances encore inconnues qui ont été étudiées par de Blasi. Nous tenons à préciser ce point, car dans tous les auteurs récents, on signale la présence des hémolysines comme assez fréquente dans le paludisme. Nous avons exposé dans le chapitre « Méthode de de Blasi », les raisons pour lesquelles nous pensons qu'il ne faut pas étudier sur le même plan les substances dont il s'agit dans ces cas.

Une seule fois, nous avons constaté une légère hémolyse au bout d'une demi-heure, mais si l'on se rapporte aux conclusions de Guillain et Troisier, l'hémolyse n'est valable que si elle est rouge cerise au bout d'un quart d'heure. Il est vrai que Dufourt, dans un article récent, est d'avis qu'il faut tout de même en tenir compte puisque ce sont les mêmes réactions qui sont à la base du phénomène.

En résumé, les hémolysines doivent être extrêmement rares dans le paludisme, contrairement à ce que l'on pourrait croire, et surtout d'après les statistiques des maladies à hémolysines.

Les modifications globulaires

Pour ce qui est de la numération globulaire au cours du paludisme en général, nous n'avons fait que confirmer les recherches précédentes qui ont établi une diminution plus ou moins notable des globules rouges et une leucopénie toujours marquée.

Quant à nos résultats au cours des différentes phases de l'accès nous ne nous sommes guère attardés sur ce point, étant donné que les causes d'erreur sont trop grandes avec les hématimètres que nous avons employés, pour qu'on puisse tenir compte de différences peu accentuées.

Au contraire, la formule leucocytaire nous a montré la question sous un aspect différent des descriptions classiques. Nous avons été très étonné de trouver des résultats s'écartant complètement des données anciennes. En effet, surtout dans les recherches de M. Billiet qui porteraient sur un total de 1803 examens (*Bulletin médical de l'Algérie* 1901) la mononucleose serait une règle absolue et toute polynucléose devrait être considérée comme résultant sûrement d'une complication infectieuse secondaire. Or, dans les quelques résultats que nous avons recueillis, nous avons trouvé presque toujours une notable polynucléose pendant le stade de frisson, suivie par une mononucléose seulement vers la fin de l'accès, et jamais nous n'avons pu déceler une complication infectieuse. D'ailleurs, ces complications infectieuses, accompagnées ainsi de leucopénie, auraient suivi une marche parallèle à celle de la température, puisqu'elles se seraient produites au début de chaque accès pour disparaître à la fin ! Nous avons minutieusement étudié nos malades chaque fois que nous avons trouvé de la polynucléose et nous n'avons jamais rien trouvé. Par contre, nous n'avons jamais tenu compte des résultats obtenus au cours d'une affection concomitante (bronchite par exemple). Il serait intéressant de préciser encore ce point, puisque certains auteurs pensent que le diagnostic peut se faire par la simple présence ou absence de mononucléose quand on ne trouve pas d'hématozoaires.

Dans le paludisme chronique nous avons trouvé des résultats tout à fait concordants avec ceux des classiques et la mononucléose a presque toujours été notable. Un seul point pourrait peut-être être discuté, c'est que nous avons surtout trouvé une mononucléose des moyens mononucléaires, tandis que M. Billiet constate une lymphocytose toujours considérable. Mais cela n'a pas grande importance puisque il n'existe guère de criterium bien certain pour différencier les « gros lymphocytes » des « petits moyens mononucléaires », et que surtout ces diverses formes de globules blancs ne sont peut-être dues qu'à de simples différences d'âge.

Les modifications physiques et chimiques

La viscosité ne nous a pas donné de résultats bien nets. L'appareil de Hess, que nous avons employé, est assez mal commode encore et se bouche avec une facilité vraiment navrante, et il nous est arrivé souvent de voir la série de nos observations arrêtée net par une malencontreuse obstruction. Néanmoins, nous avons cru remarquer une diminution de la viscosité pendant la défervescence, ainsi qu'une augmentation notable dans les cas de paludisme chronique avec splenomégalie. Cette dernière constatation indique-t-elle la présence dans le sang d'une substance spéciale, ou simplement une néphrite chronique ? C'est ce qu'il serait intéressant d'élucider mais nous ne pouvons encore formuler aucune hypothèse.

L'urobiline n'a jamais été rencontrée par nous dans le sérum des paludéens. Ce fait est à noter puisque nous avons, au contraire, souvent constaté ce pigment dans les urines de nos malades. Cela viendrait donc à l'appui de M. Gilbert qui soutenait que l'urobiline se forme au niveau du rein. Ce qui est certain c'est que nous avons rencontré des décharges de ce pigment à la fin des accès et nous nous sommes cru autorisé à voir là la signature d'une hémolyse plus ou moins occulte.

La cholestérine a été nettement augmentée au cours d'un de nos accès fébriles, alors que, généralement, elle diminue dans les pyréxies. Malheureusement là comme pour la viscosité, nous avons eu à souffrir de nombreuses vicissitudes et surtout la solution titrée de cholestérine nous a manqué pendant près de trois mois. Nous ne pouvons donc fournir qu'un cas bien étudié. Nous le reverrons plus spécialement dans le chapitre de la pathogénie.

Perméabilité rénale au bleu de Méthylène

Voici les conclusions de M. Lelouch (Thèse Montpellier 1909) :

I. — La perméabilité rénale au bleu de méthylène dans l'accès palustre présente les particularités suivantes :

a) Retard dans le début de l'élimination du bleu, retard pouvant atteindre jusqu'à 5 heures, coïncidant avec la fin du stade frisson où la pression artérielle est élevée.

b) Intermittences très marquées (2-3 environ).

c) Diminution considérable dans la durée de l'élimination du bleu qui est réduite à 18 heures en moyenne.

II. — Cette même perméabilité rénale étudiée dans l'intervalle des accès, mais à une période très voisine de l'accès (moins de 48 heures) donne comme résultats :

a) Retard moins marqué dans le début de l'élimination, moins constant que dans le paragraphe précédent.

b) Intermittences toujours marquées mais moins nombreuses que précédemment.

c) Diminution dans la durée totale d'élimination qui est réduite à 28-30 heures au lieu de 48-72 heures.

III. — Le retard dans l'élimination a sa cause dans une vaso-constriction des vaisseaux irriguant les tubes secreteurs, vaso-constriction due à un reflexe produit par le contact des cellules de ces mêmes tubes avec des substances toxiques éliminées par la cellule hépatique et indiquée par une élévation de la tension artérielle (16-20-21).

IV. — La diminution dans la durée de l'élimination est le résultat d'une vaso-dilatation consécutive qui décèle le sphygmomanomètre Potain (12-13-14).

Chapitre II

ESSAI DE PATHOGÉNIE

I

Paludisme en général

En présence des résultats obtenus, est-il permis de tirer des déductions pathogéniques valables pour le paludisme envisagé dans son ensemble? Il semble que dans une maladie deglobulisante au premier chef, les découvertes nouvelles sur l'hémolyse et les hémolysines doivent être invoquées pour arriver à une pathogénie nette et définitive. Cet idéal ne saurait être atteint pour le moment; jusqu'à présent les auteurs qui ont étudié le paludisme au point de vue de l'hémolyse se sont placés dans des conditions différentes. Nous mêmes, nous nous sommes éloigné consciemment de la méthode employée par nos rares devanciers, et nous avons pensé qu'il y avait avantage à nous placer devant l'accès palustre, en étudiant les modalités hématologiques que l'on peut déceler au cours de chacune de ses phases.

Il est certain que le petit nombre de nos observations ne nous autorise pas à formuler d'ores et déjà des conclusions fermes et à l'abri de toute critique. Nous avons seulement voulu, en préconisant une méthode tout à fait nouvelle, mettre en relief ce fait qu'il n'est pas indifférent de rechercher la résistance globulaire et les autres stigmates de l'hémolyse à un moment quelconque du paludisme. Si l'on envisage la difficulté, dans beaucoup de cas, de faire des analyses aussi fréquentes, avant, pendant et après l'accès, ce qui amène à faire des prises de sang multiples, pouvant incommoder et effrayer les malades, il n'en est pas moins vrai que les résultats obtenus nous engagent à les offrir au public médical, afin de provoquer un contrôle de la part de praticiens opérant dans un milieu particulièrement riche en cas palustres.

On sait que les éminents maîtres qui depuis quelques années s'efforcent d'éclaircir les divers points propres à l'hémolyse en clinique, ne sont pas tout à fait d'accord. Depuis le jour où la résistance globulaire aux solutions hypochlorurées a été introduite dans la pratique, des divergences considérables se sont produites quand il s'est agi d'interpréter les résultats.

Le « Journal Médical Français » dont le numéro consacré à la pathologie de la rate (25 décembre 1911), numéro venant immédiatement après le Congrès de Lyon (octobre 1911) a reproduit les idées générales sur la matière, tant de M. Gilbert, tant de M. Chauffard, tant de M. Widal. Si la notion des ictères hémolytiques a pu être acceptée, on peut le dire, par tous, en tant qu'elle rapproche un syndrome hématologique nouveau de manifestations cliniques anciennes, la clarté a cessé d'apparaître quand il s'est agi d'édifier une pathogénie adéquate à tous les cas.

Les idées pathogéniques des trois auteurs que nous venons de nommer nous intéressent au premier chef, à l'occasion du paludisme, maladie dans laquelle la rate joue un rôle encore mal défini, mais qui doit être considérable.

Ainsi, pour Gilbert, l'hémolyse que l'on constate dans le sang sous forme d'hyporésistance globulaire, n'est pas un phénomène hématique pur mais provient de la réaction de la rate sur les hématies.

Pour Chauffard, au contraire, ce n'est pas la rate qui commande la fragilisation globulaire, laquelle s'opère dans le torrent circulatoire, alors que la rate intervient seulement en dernier lieu pour détruire ces globules déjà fragilisés.

Pour Widal enfin, il n'est besoin ni du foie ni de la rate pour conditionner le syndrome de l'ictère hémolytique. C'est dans le sang que le globule rouge se fragilise et c'est aussi dans le sang qu'il se détruit.

On voit donc qu'en somme il reste à expliquer la raison d'être de la fragilité globulaire. Il reste aussi à expliquer certains cas d'ictères non hépatiques, acholuriques qui ne s'accompagnent pas d'hyporésistance globulaire au moins aux solutions hyperchlorurées. C'est alors que l'on a fait intervenir la notion des hémolysines circulantes qui pourraient très bien commander tout le syndrome d'ictère hémolytique sans s'être fixées sur les hématies. De là les appellations d'ictères hémolysiniques, auto ou iso-hémolysiniques.

Les hémolysines se rencontrent à l'état libre dans le sérum dans des conditions qui, il faut bien l'avouer, ne sont pas encore précisées. Nous avons vu que certains auteurs (de Blasi) dans le paludisme par exemple, trouvent des hémolysines avec une facilité extrême, mais en se plaçant dans des conditions que d'autres auteurs ne veulent pas accepter (Guillain et Troisier). Il est certain qu'en opérant « in vitro » on peut imprimer par les procédés de laboratoire des modifications toutes artificielles aux liquides biologiques et qu'ainsi des hémolysines peuvent apparaître alors qu'elles n'existaient pas dans le sang circulant.

Quoiqu'il en soit, puisqu'il y a dans l'organisme une destruction globulaire incessante, phénomène physiologique, un certain nombre de substances, appelées hémolysines, doivent présider à cette destruction. Ce fait admis, il reste à se demander où se fait cette destruction, et c'est alors que les théories de Gilbert, de Chauffard et de Widal, doivent être envisagées. « Les expériences de Nolf nous démontrent la réalité de la spléno-hémolyse physiologique. Evidemment elles n'apportent pas la preuve de la spléno-hémolyse pathologique mais, comment cependant en faire abstraction et ne pas reconnaître leur caractère hautement suggestif » (Chauffard. in Journal médical Français, 25 déc. 1911, p. 779).

Ce qui nous a frappé c'est que, au cours de cette maladie destructive de globules par excellence, la résistance globulaire n'est jamais abaissée considérablement. Elle l'est toujours, c'est entendu, mais bien souvent dans de faibles proportions. Cependant les résidus de l'hémolyse sont facilement constatables et d'une manière constante. C'est ainsi que l'urobiline, le subictère, c'est ainsi que la sidérose des parenchymes sont d'observation banale. Tout le monde sait la surcharge ferrique énorme qui peut être décelée dans la rate et dans le foie des paludéens. Et à ce propos nous nous sommes demandé également si la pigmentation chez les paludéens était en rapport avec l'hémolyse, l'urobilinurie et l'urobilinemie. Mais de ce côté là trop de chainons nous échappent encore pour que nous puissions arriver à une conclusion quelconque. Chez une ancienne paludéenne portant une rate flottante, mais guérie depuis longtemps, en apparence, nous trouvons, au cours d'une crise d'asthénie profonde avec pigmentation des téguments, anorexie et anémie modérée, une légère diminution de la résistance globulaire sans hémolysines dans le sérum. Mais nous ne décelons pas d'urobiline dans le sérum ou dans les urines. Le pigment (hémo-sidérose) s'est-il accumulé dans les capsules surrénales, au point d'engendrer un syndrome addisonien du reste curable? Ce serait un fait peu banal.

Dans d'autres cas plus nets, nous sommes autorisés à nous demander si les déchets des globules rouges sont l'unique origine de la coloration épidermique observée, et si des ictères hémolytiques ne sont pas à l'origine de la pigmentation classique terreuse des anciens paludéens. Il est bien évident que dans le cas de ce marocain (Observation n° XV) qui avait 800.000 globules rouges, dont la résistance globulaire était $H^1 = 5{,}6$, dont les téguments présentaient un subictère manifeste, il devait y avoir une destruction intense d'hématies.

Mais le mécanisme reste à trouver. A propos de ce cas, nous avons pu mettre en évidence la faible durée de l'hémolyse qui était complète en quelques tubes. Or, cette notion de l'étendue, sur un nombre plus ou moins grand de dilutions, ne doit pas être séparée de l'hyporésistance elle-même, et M. Bard, dans son récent Précis, insiste à juste titre sur ce point spécial. Faisons observer, en outre, que dans cette observation il y avait de l'anisocytose manifeste, ce qui vient en contradiction avec l'opinion de M. Chauffard signalant que l'allongement de la courbe de l'hémolyse était en rapport dans l'ictère congénital avec une anisocytose intense.

Si les globules se détruisent sans qu'il y ait d'hyporésistance notable par les procédés ordinaires, si des hémolysines ne se montrent pas non plus dans le sérum du sang circulant, c'est qu'il se produit une destruction hématique ailleurs, et alors il nous apparaît que les recherches de Gilbert et de ses élèves et de Nolf d'autre part permettent de faire intervenir une destruction au sein du parenchyme splénique, et peut être même dans l'intimité de tout l'appareil hématopoïétique.

Dès lors le rôle de la rate dans le paludisme serait singulièrement éclairé, et le paludisme pourrait être considéré comme une maladie primitive de la rate. Cette hypothèse serait d'ailleurs corroborée par les observations nombreuses dans lesquelles on voit l'hématozoaire absent de la circulation périphérique se maintenir dans cet organe. De plus, si l'on peut voir, il est vrai, un homme splenectomisé contracter le paludisme (Bousquet. 1880), Jonnesco qui a fait bon nombre d'extirpation de la rate a constaté (Congrès de médecine. Paris 1900) néanmoins que les résultats de l'opération étaient très favorables quant à la marche de la maladie, et surtout de la cachexie palustre.

Malheureusement la démonstration des hémolysines de la rate repose simplement sur des constatations cadavériques ou expérimentales (empoisonnement par la toluylène-diamine). Les recherches sur cet empoisonnement expérimental montrent, d'après Gilbert, que l'hyporésistance globulaire dans le sang circulant est très tardive, ce qui l'incite naturellement à penser que les phénomènes primitifs ne sont pas observables dans le sang mais dans la rate, riche en hémolysines. N'en serait-il pas de même dans le paludisme?

Il faudra à l'avenir, lors des opérations de splenectomie ou de splénopexie faire des biopsies capables de nous renseigner sur ce point capital.

En résumé, il semble que nos résultats, réserve faite de leur petit nombre, apportent une certaine confirmation à la conception de M. Gilbert.

Ainsi serait réalisée l'hypothèse déjà émise dans la belle phrase de P. Manson :

« Le principal acte du drame malarique se passe dans la rate, le foie et la moelle osseuse, et ce que l'on constate dans le sang du doigt, n'est qu'un reflet pour ainsi dire, du grand drame qui se joue dans les viscères ».

II

L'accès palustre

Nous inspirant des travaux antérieurs de M. le professeur Crespin sur la physiologie pathologique de l'accès palustre, nous avons voulu, sous l'inspiration de notre maître, prendre à part chacune des phases de l'accès palustre. Nous pensons dès maintenant pouvoir, malgré le petit nombre de malades étudiés, affirmer que des modifications hématologiques importantes caractérisent les différentes périodes de cet accès fébrile. En effet, si les cas sont peu nombreux, bien plus nombreuses sont les observations faites sur chaque malade. L'un deux, par exemple (Observation VI) a donné lieu à une trentaine de recherches de résistance globulaire, et particulièrement pendant quatre accès consécutifs.

Assurément, cela ne nous permet pas des conclusions irréfragables mais tout au moins nous apporte une perception assez nette des phénomènes soumis à notre observation.

Or, le fait saillant qui domine toutes les recherches c'est que la résistance globulaire, toujours plus faible à la fin de l'accès est bien moins abaissée au moment de l'acmé thermique. De plus, la courbe de l'hémolyse nous montre un allongement du phénomène qui s'étend alors sur un nombre plus considérable de dilutions, ce qui concorde parfaitement avec notre première constatation.

Dans tous ces accès il ne nous a été donné qu'une fois de trouver une hémolysine par la méthode de Guillain et Troisier et cependant, en l'absence d'hyporesistance très marquée l'hémolyse peut être très « brusque ». Comme nous le disions plus haut, ce fait indique bien qu'en dehors des hémolysines libres ou fixées il y a des corps innommés et indéterminés capables de produire des altérations du même ordre que celles observées du fait de l'hémolyse.

Nous avons voulu pousser plus avant ces études en nous demandant comment ces modifications pouvaient se produire. Nous avons cherché ce qui pouvait bien augmenter d'une façon relative la résistance globulaire au cours de l'accès, et tout naturellement, nous nous sommes demandé si l'hémolyse ne pouvait pas être compensé par un phénomène d'antihémolyse. De là à rechercher au cours de l'accès palustre la présence de corps antihémolytiques, il n'y avait qu'un pas. Nous ne pouvons pas dire que nous l'avons franchi, mais cependant il nous semble que nous avons tracé une indication que dans des travaux ultérieurs nous pourrons mettre à profit, et que d'autres auteurs plus compétents et plus expérimentés pourront peut-être utiliser.

De nombreux travaux ont été déjà entrepris sur les substances anti-hémolytiques, au point de vue expérimental comme au point de vue clinique. Sans vouloir énumérer les recherches d'Iscovesco, d'Hallion, etc..., nous dirons cependant, au point de vue qui nous occupe, que la cholestérine, une de ces substances antihémolytiques les mieux étudiées, semble diminuée au cours des pyrexies, de la pneumonie par exemple. Or, ce qui nous a frappé dans un cas, c'est que la cholestérine augmentait nettement dans le sang alors que la pyrexie palustre était au maximum. Il nous a semblé aussi qu'une hypercholestérinémie manifeste indiquait même mieux que la résistance globulaire et mieux que tout autre signe, la guérison définitive.

Ce fait de l'augmentation de la cholestérine pendant l'accès est évidemment frappant, puisqu'il est en contradiction avec ce que l'on connaît des autres maladies infectieuses, mais il se rattache d'une façon remarquable aux modifications de l'hémolyse, en particulier à l'augmentation de la résistance et à l'allongement de la courbe. Si, comme le dit le vieux proverbe, une alouette ne fait pas le printemps, un cas d'hypercholestérinémie au cours de l'accès palustre ne prouve pas qu'il doit y en avoir partout et toujours au moment du fastigium thermique paludéen. Mais ce fait doit être maintenu en raison des corrélations que nous venons de mentionner, corrélations qui permettent d'expliquer l'augmentation de la résistance globulaire au moment de l'acmé, par l'apparition au même moment de substances antihémolytiques dans le torrent circulatoire.

Comme on le voit, nous n'avons pu qu'effleurer à peine un aussi vaste sujet. Mais il nous a semblé cependant qu'il était utile de tracer le programme séduisant qu'il nous reste à remplir, pour nous faire du paludisme la conception pathogénique qui nous manque, et afin d'engager d'autres auteurs, tant l'œuvre est immense, dans la voie des recherches hématologiques que nous avons la ferme intention de continuer.

CONCLUSIONS

1° La résistance globulaire est toujours diminuée dans le paludisme, soit aigu, soit chronique.

2° Cette diminution est souvent peu considérable.

3° La résistance globulaire présente à peu près constamment une augmentation relative pendant l'accès palustre, augmentation plus manifeste au moment de l'acmé thermique.

4° La courbe de l'hémolyse suit une marche à peu près constante : raccourcie avant l'accès, elle s'allonge pendant l'accès et surtout au moment de l'acmé.

5° Ces modifications, hyperrésistance relative, allongement de la courbe hémolytique, peuvent être dues à des substances antihémolytiques (cholestérine par exemple) que des recherches ultérieures devront mettre en évidence.

6° Les hémolysines libres sont rares et difficilement constatables dans le paludisme, si l'on s'abstient de traiter le sérum par des procédés susceptibles de le modifier trop brutalement (de Blasi).

7° En l'absence d'hyporésistance très marquée aux solutions hypochlorurées, en l'absence d'hémolysines libres, il est possible de trouver cependant soit dans l'urine, soit dans le sang, les stigmates de l'hémolyse (urobiline, hématies granuleuses).

8° Il est possible que la rate soit le lieu de fragilisation et de destruction des hématies, bien plus que le sang circulant, et que les hémolysines existent *in vivo* dans le parenchyme splénique.

BIBLIOGRAPHIE

A. Billiet. — De la formule hémoleucocytaire dans le paludisme. (*Bulletin Médical de l'Algérie*, mai 1901.)

de Blasi. — Intorno alla presenza di emolisina nella malaria umana. (*Atti de Soc. per gli St. d. Malaria*, t. VI, p. 125, 1901).

Modificazioni prodotte dal chinino nell' emolisi dal siero di malaria « in vitro ». (*Ann. di med. nav. et colon.*, t. XIV, v. 11, f. 2, août 1908.)

Ulteriori ricerche sulla dimostrazione di sostanze emolitische nel sero di sangue di malarici. (*Malaria*, t. II, fasc. 3, p. 119, juillet 1910.)

Brault. — Maladies des pays chauds.

Brulé. — Les ictères hémolytiques acquis. (*Thèse de Paris*, 1909.)

A. Chauffard. — Physiologie pathologique des ictères (*in Traité de Médecine, Charcot, Bouchard et Brissaud.* T. V, p. 41).

Le Syndrome spleno-hépatique dans le paludisme aigu (*Semaine médicale*, p. 25, 20 janvier 1909).

Pathogénie de l'ictère congénital de l'adulte. (*Semaine médicale*, p. 25, 16 janvier 1907.)

A. Chauffard et N. Fiessinger. — Recherches expérimentales sur les rapports entre l'hémolyse et les hématies granuleuses. (*Bulletins et Mémoires de la Société Médicale des Hôpitaux de Paris*, p. 1367, séance du 29 nov. 1907.)

Nouvelles recherches sur la genèse des hématies granuleuses. (*Comptes rendus de la Société de Biologie*, p. 672, séance du 14 décembre 1907.)

A. Chauffard et J. Troisier. — Contribution à l'étude des hémolysines dans leurs rapports avec les anémies graves. (*Bulletins et Mémoires de la Société Médicale des Hôpitaux de Paris*, p. 94. Séance du 10 juillet 1908.)

A. Chauffard et Cl. Vincent. — Hémoglobinurie hémolysinique avec ictère polycholique aigu. (*Semaine médicale*, p. 601, 25 décembre 1909.)

J. Crespin. — Précis du paludisme, 1904.

J. Crespin et Lelouche. — Elimination du bleu de Méthylène dans le paludisme. (*Société de Biologie*, février 1909).

J. Crespin et M. Béguet. — La courbe de l'hémolyse dans le paludisme. (*Bulletin de la Société de Pathologie Exotique.* Séance du 11 décembre 1912.)

A. Dufourt. — Les hémolysines naturelles des sérums normaux et pathologiques. (*Thèse de Lyon*, 1912.)

Autolysines et isolysines. Leurs rapports entre elles et avec la résistance globulaire. (*Progrès Médical*, 1er février 1913.)

A. Gilbert, P. Lereboullet et E. Chabrol. — Le rôle de la rate dans les ictères acholuriques simples. (*Journal médical Français*, 25 décembre 1911.)

Guillain et Troisier. — Du rôle des hémolysines en pathologie. Exposé général de la question. (*Congrès de Lyon*, 1911.)

A. Grigaut. — Recherche de l'urobiline dans le sang et dans les humeurs de l'organisme. (*Comptes rendus de la Société de Biologie*, p. 725. Séance du 8 mai 1909.)

Laveran. — Traité du Paludisme, 1908.

Lafforgue et Chalier. — Etude de quelques cas d'ictère des nouveaux-nés. (*Bordeaux*, 1904.)

Lelouch. — Elimination du bleu de Méthylène au cours de l'accès palustre. (*Thèse Montpellier*, 1909.)

Nolf. — Le mécanisme de l'hémolyse. (*Annales de l'Institut Pasteur*, 1900.)

Les Hémolysines au point de vue expérimental. (*Congrès de Lyon*, 1911.)

E. Sacquepée. — Ictères hémolytiques d'origine paludéenne. (*Bulletins et Mémoires de la Société Médicale des hôpitaux de Paris*, p. 361, 23 octobre 1908.)

Troisier. — Rôle des hémolysines dans la genèse des pigments biliaires et de l'urobiline. (*Thèse de Paris*, 1910.)

Widal, Abrami et Brulé. — Les ictères hémolytiques acquis. (*Congrès de Lyon*, 1911.)

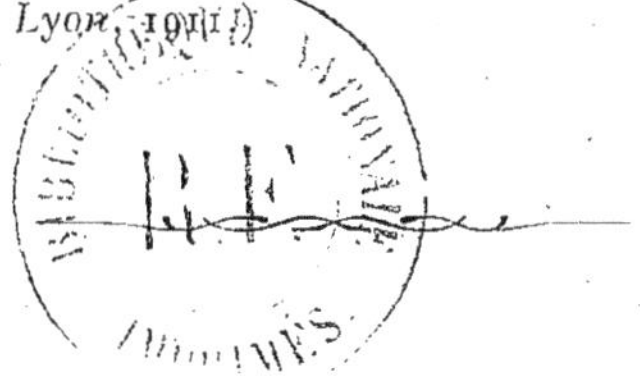

Vu :

Le Président,

Dr Crespin.

Vu :

Le Doyen,

Dr Curtillet.

Vu et permis d'imprimer :

Alger, le 14 avril 1913.

P. Le Recteur :

Le Vice-Président du Conseil de l'Université,

E. Ficheur.

TABLE DES MATIÈRES

ALGER — TYPOGRAPHIE ADOLPHE JOURDAN — ALGER

www.ingramcontent.com/pod-product-compliance
Ingram Content Group UK Ltd.
Pitfield, Milton Keynes, MK11 3LW, UK
UKHW020201200726
13856UKWH00003B/1114